徐书

用药如用兵

1

徐书 著

中国中医药出版社

·北 京·

图书在版编目（CIP）数据

徐书用药如用兵 . 1 / 徐书著 . —北京：中国中医药
出版社，2020.6（2021.1重印）
ISBN 978-7-5132-6138-8

Ⅰ . ①徐…　Ⅱ . ①徐…　Ⅲ . ①中草药—用药法　Ⅳ .
① R28

中国版本图书馆 CIP 数据核字（2020）第 029098 号

中国中医药出版社出版

北京经济技术开发区科创十三街 31 号院二区 8 号楼
邮政编码　100176
传真　010-64405721
山东临沂新华印刷物流集团有限责任公司印刷
各地新华书店经销

开本 710×1000　1/16　印张 10.5　字数 120 千字
2020 年 6 月第 1 版　2021 年 1 月第 2 次印刷
书号　ISBN 978 - 7 - 5132 - 6138 - 8

定价　39.00 元
网址　www.cptcm.com

社 长 热 线　010-64405720
购 书 热 线　010-89535836
维 权 打 假　010-64405753

微信服务号　zgzyycbs
微商城网址　https://kdt.im/LIdUGr
官 方 微 博　http://e.weibo.com/cptcm
天猫旗舰店网址　https://zgzyycbs.tmall.com

如有印装质量问题请与本社出版部联系（010-64405510）

作者简介

徐书，男，主任中医师，教授。北京中医药大学特聘临床专家，辽宁中医药大学特聘教授，北京中医药大学徐书传承工作室导师，北京中医药大学第三附属医院名师工作室导师，辽宁中医药大学附属医院岐黄撷英工程特聘专家，联勤保障部队第904医院特聘临床专家。世界中医药学会联合会肿瘤外治法专业委员会副会长，世界中医药学会联合会古代经典名方临床研究专业委员会副会长，中华中医药学会学术传承导师。

徐书毕业于北京中医学院（现北京中医药大学），业医三十余载，已出版专著《杏林碎金录》《徐书屡用屡效方》《徐书专病特效方》。徐书主任临床三十余年，力求经典，讲究实效，并在临床中总结出以脉诊为中心，以经方为龙头，经验时方作为龙尾，专病专药画龙点睛的学术思想，尤擅以经方治疗各类疑难病症。

内容简介

　　本书介绍了徐书教授"用药如用兵"的中药临床应用心得，从临床实践出发，突出专病专药之效能，为作者三十多年之临证精华。

　　作者注重实效，摒弃空谈，所列之药，有的来自《伤寒论》，有的来自民间单方、验方之经验，有的来自师传，皆如一颗颗珍珠，弥足珍贵。例如：附子通行十二经，少火生气，壮火食气；吴茱萸驱寒治水，破冰解冻；桂枝升大气、降逆气、治邪气；土茯苓善治脑瘤与痛风；桑枝乃大关节疼痛之要药；山楂善消儿枕痛；等等。验之于临床，疗效确切，具有较高的学术价值，值得参考使用。

自 序

亘古迄今，历代医家皆探究用药之法，余每览用药精妙之案，皆不禁拍手称赞。医圣张仲景作《伤寒杂病论》示人以规矩，其中桂枝汤加减方二十有余，药物化裁之法，可谓淋漓尽致。

善用兵者可为良将，善用药者可为良医。将者，精于用兵方能于万军之中屡胜强敌；医者，精于用药方能于万病之中屡起沉疴。不精于用兵之法不可言将，不精于用药之理不可言医。

余业医以来，宗先圣之大法，参后贤之妙议，深感用药之难精，遂屡访名医，坚持临床，常挑灯夜读。偶有一得，立书纸上，三十余载，不敢懈怠。现今回味，如数家珍，像颗颗珍珠，光彩夺目。

古人有三不朽：立德、立功、立言。余愿将此多年临床心得公之于众，惠及众生，甚感欣慰。

此书试发前人未发之论，有的是学习前辈之经验，有的是余临床反复锤炼之实战心得。如吴茱萸破冰解冻善治青光眼，以附子为君药治疗子宫脱垂，当今医林善用巴豆者寥寥无几，余得之于师承，广用于临床，今将此中奥秘全盘托出，不敢保留。然医道无穷，余深知此乃沧海一粟，余需愈加努力，为探索中医之秘尽微薄之力。

清代名医徐灵胎作《用药如用兵论》，详述兵法与医理之奥妙，广为后世称赞，故余借取其意而作书名。愿此书能有助医者、有益病家，则此三十余年探索终有意义。仓促成书，难免疏漏，望同道指正。

徐书于无锡徐氏中医药研究所

时在己亥年秋月

目 录

一

附子通行十二经，少火生气，壮火食气

附子，辛甘大热，有毒，归心、肾、脾经。它气味峻烈，走而不守，通行十二经，为祛寒之要药，能回阳救逆、补火助阳、散寒止痛，能启下焦之阳气，有培根固元之效。《伤寒论》的主要体系是六经辨证，其分为三阴三阳，三阳属热，三阴属寒。在三阴证中，仲景论述很多，其代表性的条文如第277条"自利不渴者，属太阴，以其脏有寒故也。当温之，宜服四逆辈"；第281条"少阴之为病，脉微细，但欲寐也"。这些条文给我们对温热药特别是附子的使用示之以法、示之以规矩，让我们在临床中可以有无限的想象空间。

余在临床中学习仲景之法，善用附子，治疗很多疑难病疗效颇佳。现代人所患疑难病，寒证十居七八，寒热错杂的十居其二，纯热证、郁证非常少。从病种来看，大多慢性病居多，并且以免疫性疾病、肿瘤最为多见，其证多在三阴，故使用附子的频率很高。其主要功效为回阳救逆、固本培根、填精化气、温补肾阳、散寒止痛等。余运用附子主要从两方面来把握。

（1）"附子舌" 舌润，不干，不论红、白还是淡，只要是舌润多津就可以用。

（2）"附子脉" 凡是沉小细弱或弦大滑数，只要沉取无力的，皆可以用附子。

《本草思辨录》载："附子即乌头、天雄之种，含阴包阳者也……内充实，外强健……以气相贯而生，故上下表里无乎不到。"附子因为是冬季种植、夏天收获，故附子吸取春夏之阳，集阳气于一身。历代医家皆称附子为扶阳大将军，又称真武大将军，总结其功效是配麻黄以实表，配桂枝而通阳，配大黄以攻下，配熟地黄以填精化气，配灵磁石以纳气归肾。《药解》一书载附子大辛，大温，大毒。"三大者，极之限也"，凡事不过三。老子曰："道生一，一生二，二生三，三生万物。"以三治人，人健而身轻，阳通无阻，气血流畅；以三治国，则国泰而民安；以三治天下，而亿万年皆盛世也。这是对附子的最高评价。

下面就给大家讲一下余从医30年来运用附子的经验和体会。余学习古今贤士之法，特别是近代中医大家祝味菊先生应用附子的特殊经验与方法，如温潜法治疗许多失眠、高血压等疑难重症皆有良效。余又潜心学习，总结出温滋法、温托法、温活法等方法用于临床中，现分享如下。

1. 附子治高热

三阴三阳皆可引起发热，三阳发热大多是外感发热，三阴之热多属于内伤发热。

外感发热一般寒热并作，伴恶寒、鼻塞。主要特点是手背热，人迎大于寸口。

内伤发热一般是燥热，寒热不同见。主要特点是手心热多见，寸口大于人迎。最重要的是虚阳外越之热，这个热辨证比较困难，应主要抓住以下几个要点：面色浮红，无神喜卧，口渴喜热饮，下肢膝关节以下冷，舌胖大，脉浮滑但沉取无力。其主要病机是阴寒内盛，阳气衰弱，虚阳外越。

在《伤寒论》中含有四逆汤的方剂有八个，分别是四逆汤、四逆加人参汤、通脉四逆汤、通脉四逆加猪胆汁汤、白通汤、白通汤加猪胆汁汤、干姜附子汤、茯苓四逆汤。通过学习仲景的条文，我们可以看出仲景治疗阴寒内盛、虚阳外越之候所用的方剂以及它们的区别。

（1）四逆汤　病机是阳虚阴盛。证见四肢厥冷，下利清谷，呕而不能食，食入即吐，或身痛、恶寒、汗出，脉沉微或沉迟。四逆汤组成：干姜一两半，附子一枚，炙甘草二两。小剂量四逆汤可温阳、固本、通十二经脉，大剂量可回阳救逆。

（2）四逆加人参汤　病机是阳微阴脱，津液内竭。证见恶寒，脉微而复利，四逆加人参汤主之。主治恶寒、脉微无力、亡血亡精。人参能生津益气，当下利严重阴伤时用四逆加人参汤。肿瘤晚期，久病及肾之时，可以四逆加人参汤合肾四味（菟丝子、枸杞子、巴戟天、仙灵脾）以固本。

（3）通脉四逆汤　少阴病，下利清谷，里寒外热，手足厥逆，脉微欲绝，身反不恶寒，其人面色赤，或腹痛，或干呕，或咽痛，或利止，脉不出者，通脉四逆汤主之。病机为阴寒于内，格阳于外。组成：干姜三两，附子大者一枚，炙甘草二两。主要治疗肢冷下利，面色赤红，里虚寒证，用大剂量的附子温阳祛寒，使格外之阳得以返回。

（4）通脉四逆汤加猪胆汁汤　吐已，下断，汗出而厥，四肢拘急不解，脉微欲绝者，通脉四逆汤加猪胆汁汤主之。考：猪胆汁可引阳药入阴，通行上下，防止阴寒格拒。主要用于吐下后阴绝阳亡，其病症要比四逆汤、四逆加人参汤、通脉四逆汤重。治疗吐下已断，汗出而厥，四肢拘急，脉微细欲绝。

（5）白通汤　少阴病，下利，白通汤主之。组成：干姜一两，附子一枚，葱白四茎。本方系四逆汤去甘草加葱白。病机：下焦阴寒太盛，虚阳上浮，格阳于上。证见恶寒、四肢厥冷、下利、面赤红、脉微。白通汤和通脉四逆汤都有面赤红的症状，二者皆为真寒假热，前者可宣通上下之阳，用于阴寒于下，格阳于上，伴有恶寒，面赤红；后者用于阴寒于内，格阳于外，全身虚寒证伴有身热不恶寒。

（6）白通加猪胆汁汤　证见下利、脉微、利不止、厥逆无脉、干呕烦，具有白通汤的证候又有厥逆无脉、干呕、心烦，说明下焦阴寒太盛，阳药被阴寒格于外，因此加猪胆汁来引阳药入阴，宣通阴阳。

（7）干姜附子汤　下之后，复发汗，昼夜烦躁不得眠，夜而安静，不呕不渴，无表证，脉沉微，身无大热，干姜附子汤主之。下之后，阴寒太盛，阳气大虚。为什么夜间安静？因为阳气弱，无力与邪气斗争。干姜附子汤的组成：干姜一两，附子一枚。用四逆汤去甘草，单刀直入，回阳救逆。

（8）茯苓四逆汤　发汗，若下之，病仍不解，烦躁者，茯苓四逆汤主之。汗下后阴阳俱虚，水火不济，回阳救阴。茯苓四逆汤的组成：干姜一两，附子一枚，炙甘草二两，茯苓四两，人参一两。即四逆汤加茯苓、人参。

这八个方剂，仲景从不同角度立体地展示少阴阴寒内盛、阳气衰微所出现的各种证候，特别是白通汤、通脉四逆汤。对于我们临床区分虚阳上浮、虚阳外浮、津液亏虚等证候提供了诊断依据及治疗大法。

通过学习《伤寒论》，对于三阴发热，余总结出无论是虚阳上浮还是虚阳外浮，其主要辨证依据为但欲寐，两尺弱或见无根之脉。这个时候，辨证要非常准确，稍有不慎，当出现阴阳离决之危候。

余曾经治疗过这样一个案例。一位乳腺肿瘤肺转移的患者，放化疗之后来求诊，无其他不适感。余见其面色浮红，脉见寸关浮洪大，两尺无根，立即给予参附龙牡救逆汤加大量山茱萸（60g）。三天后复诊，患者面色如常，脉平有根。附子治热，一般治疗内伤发热，或上热下寒之热，或虚阳外越之热。其主要作用在于可扶阳而固本。在临床中，特别是顽固性发热，这类发热大多是少阴先虚，而后邪气长驱直入，此时患者往往表现高热不退，但欲寐，苔往往是黄厚腻，脉大多弦滑但沉取无力，或两尺弱。此时高热乃标象，当用大量石膏、柴胡、黄芩来清之、和之。固本必须用附子、炮姜、龙骨、牡蛎来固下。这些经验是余学习经典所悟。

比如千金越婢汤就是麻黄、白术、生石膏、生姜、甘草，加了一味附子。石膏与附子温清相配。桂林古本《伤寒论》里也有大青龙汤加附子，这是因为仲景所言——尺中迟者不能发汗之理。加用附子之后，可以达到驱邪外出而不伤正。《伤寒论》第301条麻黄附子细辛汤证就是太少两感证，若少阴先虚，太阳邪气侵入以后，就形成里外合病。用麻黄来开太阳，太阳之邪陷入少阴，仍然让邪由少阴出太阳，此时用附子鼓舞少阴之真阳，用细辛是温通内外，让邪有出路。少阴先虚之时就要用附子固下。如一座房子地基稳固时，上面稍微出点问题都不要紧，故用大量石膏来退烧时就不会有任何问题。包括湿热达于膜原的达原饮，这种湿热引起的高热治疗起来非常头痛，临床中也非常常见，多见舌苔黄腻，脉虽然弦滑数但沉取无力。患者发热虽然是高热、面红，但精神萎靡，唇色不是鲜红而是暗紫的，口中津液很多。这一类患者大多见于疑难重症，对于选方用药技巧，余总结用柴胡桂枝干姜汤合四逆汤、白虎汤来治疗。如果出现虚阳外越之候，当加用童便、猪胆汁、龙骨、牡蛎、葱白等。

【医案分享】

崔某，女，61岁。2019年3月15日初诊。

主诉：持续发热4月余。

病史：患者肺部恶性肿瘤，纵隔淋巴结肿大，继发性下肢骨转移。因持续性发热不退，在安徽省某医院住院治疗。肿瘤检查糖类抗原209.7U/mL，细胞角蛋白19片段6.24ng/mL，持续发热4个月，体温一直波动在38～39℃，用抗生素及抗肿瘤药物治疗效果不佳，经朋友介绍来无锡求治于余。

刻诊：患者发热大多在下午两点至半夜。发热期间无恶寒，阵发性刺激性干咳，胸闷，下肢疼痛，不能行走，经常呕吐，口苦，大便稀如水样，舌苔黄腻，脉细数，沉取无力。

辨证：少阳阳明少阴太阴合病。

方药：柴胡桂枝干姜汤合白虎汤、四逆汤、青蒿鳖甲汤加味。

柴胡 30g，黄芩 15g，生石膏 90g，天花粉 24g，桂枝 10g，干姜 5g，牡蛎 50g，甘草 6g，枳壳 15g，白芍 15g，炮姜 10g，附子 10g，龙骨 30g，青蒿 15g，鳖甲 10g，芦根 30g，白茅根 30g，金银花 60g，竹茹 15g，生姜 10g，红枣 6 枚。7 剂。

患者女儿电话告之，药进 4 剂已无发热。

【临证心悟】

癌症发热，治疗起来颇为棘手，也是一个衡量中医师水平的重要标准。余之经验，这种发热往往是五脏亏虚，外邪引动内邪而发病，故这种发热很多情况是虚热与实热共存。此案例从六经辨证入手，采用四逆汤固下，柴胡桂枝干姜汤疏解少阳郁热，青蒿鳖甲汤滋阴清热，众药合用，共奏退热之功。

2. 附子治失眠

附子配酸枣仁、灵磁石、龙骨、牡蛎，这是余临床中较为常用的配伍方法，也叫温潜法。此配伍是清末祝味菊老中医的经验。这种失眠患者大多白天嗜睡，头昏乏力，晚上兴奋，属于阴阳颠倒，此时用附子配酸枣仁、灵磁石、龙骨、牡蛎，可以把虚阳潜到肾中，从而达到阴平阳秘，睡眠正常的效果。此种温潜的办法，余认为来自于《伤寒论》桂枝加龙骨牡蛎汤，主要是收敛浮游之火。余在临床中师其意，用温潜法治疗皮肤荨麻疹、湿疹、过敏性咳嗽、失眠等，皆有非常好的疗效。

【医案分享】

施某，男，61岁。2015年12月28日初诊。

主诉：咳嗽、痰中带血2月余。

病史：因咳嗽咳痰，痰中带血于无锡某医院治疗。经CT检查确诊为鳞状上皮癌，CT提示：肺癌，双侧肺门及纵隔淋巴结肿大。予以化疗1次后，患者因难以忍受而放弃西医治疗，求治于中医。

刻诊：畏寒，胸闷，夜间口干口渴甚，饮水不解，二便正常，苔薄腻，脉两寸弱，两尺浮弦大。

辨证：肾阳虚衰，虚阳上浮。

治法：温肾助阳，纳阳归肾。

方药：封髓潜阳丹加味。

砂仁10g、龟甲10g、黄柏10g、附子10g、炮姜10g、龙骨30g、牡蛎30g、石膏30g、生姜7g、红枣6枚。14剂。

二诊：上方服用后口干、口渴明显减轻，又出现声音嘶哑，夜尿频，起夜十余次，下肢冷。舌苔白腻，脉两尺仍弦细，沉取无力。

上方加菟丝子10g、覆盆子10g、韭菜子10g、五味子10g，14剂。共服用28剂后诸症消失，继续原方巩固治疗。

3. 附子治疗抑郁症

余曾见某医家用柴胡剂，大小柴胡汤一类经方治疗抑郁症，余在临床中按其法治疗，大多疗效不佳。首先来看看抑郁症的特点是什么，其主要表现为心情抑郁，精力减退，兴趣丧失，精神运动迟缓，食欲下降，性欲下降，偶尔会出现虚火上扰之假象。余主要从阴阳的层面来理解，因为"阳主动，阴主静"，抑郁症所有的表现都是阴寒太盛，阳气不足，故余总结水寒木郁是抑郁症的主要病机。所以治疗当以温阳填精化气为大法，一般以引火汤、四逆汤作为底方。虚甚者重用附子、仙灵脾来振奋阳气，痰湿者合用二陈汤，有瘀血的合用血府逐瘀汤，根据具体情况而定，治疗一部分患者有效。

4. 附子治疗中风

《伤寒论》中的中风有两种。一种是外受风邪而引起的叫伤风，风伤卫，寒伤营。寒邪闭于表而化热，一般用麻桂剂开腠理。另一种中风是中于经络、脏腑，根在里，是阳气本虚，所以用附子宣通，行十二经之气血，麻桂开腠理，名方就是小续命汤，它能滋阴活血，温经散寒，通络止痛。另外，三生饮治疗中风或腺癌效果非常好，生川乌、生附子、生半夏都并非风药，主要机理在于阳气普照，邪气自散。桂枝去芍药加麻黄附子细辛汤是治疗气分病的，"大气一转，其气乃散"。病机是阳虚而寒重，非扶阳而风不能祛之，虚寒太重而结于心下，是少阴阳虚之证，以麻黄、附子温里发表，桂枝、生姜、甘草化上焦之寒。

5. 附子治疗痹证

附子配生地黄叫温滋法。生地黄在《神农本草经》中有载："能破恶血，通血脉。"姜春华先生有一名方叫地乌蠲痹汤，专门治疗寒湿比较重的痹证，以生地黄配乌头治疗风寒湿痹，组成如下：生地黄60g，制川乌9g，威灵仙9g，蚕沙15g，秦艽15g，乌梢蛇6g，独活9g，牛膝9g，豨莶草15g，五加皮15g。

生地黄易滑肠，特别是脾胃虚寒的患者，余常把乌头改为附子，而且生地黄的量与附子的量，比例为4∶1，就可以解决生地黄滑肠的弊端。《伤寒论》讲的桂枝附子汤、白术附子汤、甘草附子汤，余常把三方合用来治疗痛风属于寒痹型者，效果非常好。

6. 附子治疗咳喘

《神农本草经》载："附子主风寒咳逆邪气。"余常用小青龙汤加附子、白果止咳化痰，见效比较快。治疗老年虚性咳喘则常用全真一气汤，此方由红参、麦冬、五味子、附子、熟地黄、牛膝组成。余常在此基础上加入菟丝子、枸杞子、巴戟天、仙灵脾以增加补肾的疗效，动则喘甚者加沉香、肉桂、蛤蚧。

7. 附子治心痹

附子加瓜蒌薤白白酒汤治疗冠心病或风心病效果非常好，历代医家也是这么用。余常用方为附子10g，肉桂5g，熟地黄30g，枸杞子30g，山茱萸30g，五味子10g，薤白15g，瓜蒌20g，川芎10g，丹参20g。此方可通阳散结，行气活血。附子配瓜蒌治疗心绞痛、心力衰竭、心肌梗死，疗效非常好，特别是阳虚寒凝、痰浊壅阻者。

8. 附子治淋证

附子配瞿麦通淋，治淋证，称温清法。《金匮要略》中瓜蒌瞿麦丸治疗小便不利，水气盛，阳气虚，以山药、附子温肾补虚，茯苓化气，瓜蒌生津，主要理论依据是"膀胱者，州都之官，津液藏焉，气化则能出矣"。正如冷水不能气化，烧开的水才能气化，用附子则能达到釜底加薪之效。茯苓、山药补中焦之土，瓜蒌清上焦之热，瞿麦专通水道，而治其枢。瓜蒌瞿麦丸主要是清上温下，半通半补，"小便不利，其人若渴者，瓜蒌瞿麦丸主之"。

9. 附子治疗糖尿病

糖尿病表现为口渴引饮，大多是金水不能互生，是肾亏于下，水枯而上干，故口渴。余治渴有两种办法。治标法：附子配石膏、天花粉。治本法：附子配熟地黄。附子配生地黄、熟地黄温阳以生阴，滋阴以化气，可达到阴阳相生，生津止渴之功效，所以临床上要活学活用，要懂得这些机理。余在临床中治疗糖尿病，常用柴胡桂枝干姜汤或引火汤，皆加用四逆汤。开始时，可见小便黄赤，此时附子进一步加量，血糖也逐步下降，可观察到小便由黄转清。这是余在临床中观察中医疗效的重要指标。

10. 附子止痛

附子可治胸痹疼痛。《金匮要略》载乌头赤石脂丸治疗"胸痛彻背,背痛彻心",此方不仅止痛效果非常好,而且能打开闭塞的冠状动脉,但是一定要抓住胸痛伴有便溏这一要点,舌往往表现为淡胖,脉沉弱。

附子亦可治腹部疼痛。《备急千金要方》中大桃花汤,以赤石脂、干姜、当归、龙骨、牡蛎、附子、人参、白芍、白术、甘草治疗虚寒痢,便如胶冻,腹痛肢冷。余在此方基础上常加熟地黄、地锦草来治疗以寒为主的非特异性结肠炎。

11. 附子生血

六经之形层:太阳主皮毛,阳明主肌肉,少阳主腠理,太阴主肢末,少阴主血脉,厥阴主筋膜。所以血液之病变当求治于少阴。少阴病的主方皆从气的层面来调。深层的问题当求治于肾精。根据"血非温不行,非温不生"的原则,余在临床中常用附子配当归、黄芪、桂枝以生血。对于肿瘤放化疗引起的白细胞下降,余常用附子配虎杖、鸡血藤、当归、甘草来治疗。

12. 附子扶正固本

人参配附子乃参附汤。附子为补先天真火之要药,人参为补后天元气之要药。附子配黄芪用于气虚阳衰、卫表失固的虚汗淋漓、倦怠、畏寒肢冷、自汗盗汗；附子配人参气固阳回，可化生精、气、神。肿瘤晚期，两本不固，常用附子配人参，附子配黄芪来扶正固本，可加胎盘、鹿茸、龙骨、牡蛎补任督二脉。

13. 附子止血

《金匮要略》言："下血，先便后血，此远血也，黄土汤主之。"这个方子展示给我们虚寒血证的治法，即附子配炮姜、黄芩作为治疗虚寒出血的典型配伍。余在此方基础上加童便，治疗咳血、吐血、便血诸症。血得寒则凝，得热则行，力求气血流动不留瘀，故用附子温阳益气而摄血。

余在临床中常用三黄泻心汤治疗急性消化道出血。这种出血属于热，黄土汤与三黄泻心汤相对应，一寒一热，一虚一实，示人以法。

14. 附子活血

仲景的当归四逆汤及温经汤都是温活法代表方，桃核承气汤中桂枝配大黄的用法，以及少腹逐瘀汤也是温活法的典型代表。余在临床中师其法，治疗血小板增多症用血府逐瘀汤合四逆汤，慢性盆腔炎属瘀血型的用少腹逐瘀汤合四逆汤，疗效倍增。因为水无热不沸，血无热不行。所以在治疗瘀血时，一定要在辨证的基础上学会使用附子，以达到温阳活血之效。

15. 附子擅治子宫脱垂

子宫脱垂也属于临床疑难病之一，临证时常用补中益气汤加刺猬皮、金樱子、桑寄生、杜仲来治疗，疗效参半。后搜集民间验方，偶得收宫散。

组成：附子 20g，白胡椒 10g，肉桂 20g，白芍 20g，黄芪 30g，党参 20g。分成 30 包，每包加 10g 红糖，白酒为引，以此方治疗多例子宫脱垂有良效。

16. 附子治疗重症肌无力

重症肌无力，乃属于中医学"痿证"范畴。本病的主要临床表现如眼睑下垂、咀嚼与吞咽困难、四肢肌肉无力。其病位在脾、肾、肝三脏。脾主肌肉，脾胃又为后天之本，若脾胃虚弱则化生精微不及，气血不足，不能灌溉四肢，营养百骸，渐成肌肉痿弱无力，眼睑下垂。肾为后天之根，肾阳虚则四肢畏冷，腰背不举。肝藏血、主筋，肝血不足，筋失调养则筋脉弛缓，形成大筋软短，小筋弛长，不能束筋骨利关节。余在治疗时，多以脾肾双补为治则，方用补中益气汤加附子。在这里附子有两个作用：其一，能通行十二经；其二，能脾肾双补。大有阳气一转，阴霾全消之势，故治疗重症肌无力效佳。

17. 附子可以疗狂

前贤经验，狂证有虚有实。证之实者，宜凉宜泻，方用白虎、承气，可以消息治之。若阴极发狂，证见面赤唇焦，烦躁异常，常欲坐水中，查其脉，必大而无力。此时当属戴阳虚狂证，当选用通脉四逆汤加味：附子、干姜、人参、麦冬、陈皮、五味子、黄连、大黄、葱7根。

最后谈一下关于附子的使用问题。

（1）用量 一般从5g开始，可慢慢加量至100g。15g以下不要求先煎，15g以上要求先煎。扶阳用5～10g，这是根据现代人的体质来决定的。阳虚体质的很多，故胖者多用瘦者少用，扶阳用小剂量，温阳用剂量稍微大一点，回阳必须用大剂重剂，才能解决问题，可参考李可老中医破格救心汤，确实要达到这个量才能达到效果，注意治疗期间不能蓄积中毒。

（2）品种的选择 附子的品种有多种，常用的有黑附片、白附片、黄附片。余在临床中一般选用黄附片，其温阳效果最佳。

（3）配伍 余常规加入灵磁石，即附子配灵磁石，这个经验也是祝味菊祝老的经验，灵磁石能够制约附子的彪悍不守之性，且令附子之性直达下焦温补肾阳之效，"治下焦如权，非重不沉"，用灵磁石可重镇，使其直达下焦。

（4）要善用不可滥用 附子毕竟是大毒之品，广东地区有很多滥

用附子的，如用至 100g、200g、500g。余总结，临床运用附子关键
在于配伍，一般从小剂量开始，李可老中医用附子配山茱萸是非常好
的配伍，一般不会有毒。余在治疗肿瘤方面用附子配大量的熟地黄以
阴中求阳。另外，余还发现，附子与土茯苓 30g、甘草 15g 同煎，可
以有效防止中毒。

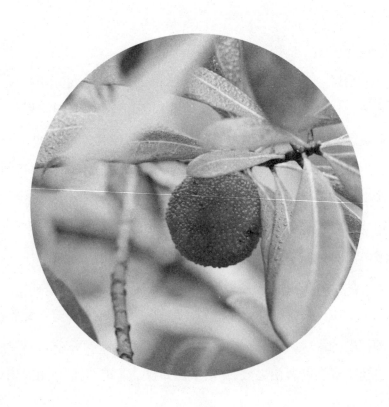

二

吴茱萸驱寒治水，破冰解冻

吴茱萸，余理解有三大功效。第一，能驱寒，驱厥阴之寒。第二，能治寒水，《黄帝内经》记载："诸病水液，澄澈清冷，皆属于寒。"第三，能破冰解冻，治疗久寒。《本草思辨录》记载："吴茱萸，苦辛而温，味辛则升，苦则降，辛能散，苦能坚，亦升亦降，亦散亦坚；故上不至极上，下不至极下，能辟肝中寒邪而已。"

讲到吴茱萸，首先想到温经汤，温经汤为何以吴茱萸为君药？从温经汤的证候看，年五十岁的患者得病，此病非新病乃久病也，口唇干燥是瘀血停留少腹。一般瘀血在体内，应该用下瘀血汤、抵当汤来治，可张仲景用缓图的方法，用桂枝茯苓丸去桃仁来化瘀，用四物汤去熟地黄来养血，用麦门冬汤养阴，却为何要加吴茱萸？因为虚羸少气，使瘀血停留于少腹，也可解释为内有久寒也。冲任之血乃肝所主，肝寒者非吴茱萸不能破也，即温经之义，也即温经汤取吴茱萸为君药之道理。

说到吴茱萸，还要讲讲左金丸。左金丸是中药反佐法的典型范例。反佐中，寒药可佐以热药，热药可佐以寒药，正如古人所言："治热以寒，温而行之；治寒以热，凉而行之。"古人配伍用黄连多于吴茱萸5倍，其精妙之处在于吴茱萸不仅可解其瘀滞之热，还可缓和黄连的苦寒之性。若肝寒引起反酸、腹痛，余同样用左金丸，黄连与吴茱萸的比例为1∶6。中医最重要的还是一个"活"法，"活"法才可活人。

第三是吴茱萸汤。吴茱萸汤善治溃疡病，胃、十二指肠溃疡一般用黄芪建中汤有效，但属厥阴虚寒者一定要用吴茱萸汤。虚寒型胃溃疡病的特点：多为久病，面色多萎黄，空腹疼痛发作，得食则痛减，喜温喜按，舌淡，脉细弦。从这些症状可以定为虚寒证。从病机上讲，胃既病，乃脾失运化、肾失濡养所致，真火不足，火衰则水谷不能腐熟，水谷精微自不得运化，故胃、十二指肠溃疡病虚寒证多见。用吴茱萸汤能温中、下气、镇痛，寒盛者配高良姜、香附、荜茇、川椒。胃、十二指肠溃疡病主要以疼痛为主，疼痛加肉桂、檀香，出血加阿胶、白芍。

青光眼的核心病机乃水液代谢异常，余根据《黄帝内经》病机十九条中"诸病水液，澄澈清冷，皆属于寒"，选用吴茱萸汤破冰解冻治寒饮，寒水得化则青光眼自愈。

余还用吴茱萸汤治疗了很多例病毒性脑炎，都取得了很好的疗效，这个在余以后的书里还会有专门的介绍。

【医案分享】

陶某，男，59岁。2018年12月24日初诊。

主诉：头痛、舌左歪伴流涎1月余。

病史：患者患肺癌1年，经过放、化疗之后并发脑转移，脑积水，1月来，神志时清时模糊，头痛，舌左歪伴流涎，前去西医院治疗，医生告之不治，故求治于余。

刻下：神志欠清，口角流涎，舌歪左侧，烦躁不能入眠，手足冰冷，不能站立。舌苔后部白厚腻，脉沉细弦。

辨证：厥阴虚寒。

方药：吴茱萸汤加味。

吴茱萸10g，红参10g，甘草3g，酸枣仁20g，延胡索10g，半夏12g，生姜10g，红枣6枚。14剂。

二诊：患者神志清，精神佳，睡眠好。上方吴茱萸加量至15g，再加乌梢蛇30g，土鳖虫10g。以此方治疗4月余，病情稳定。

仲景《伤寒论》云："干呕，吐涎沫，头痛者，吴茱萸汤主之。"本证病在厥阴肝经，寒热错杂。重用吴茱萸以破冰解冻，温中下气，生姜、半夏温肝暖胃，泄浊通阳，降逆止呕。药证合拍，效如桴鼓。

【临证心悟】

吴茱萸治疗脑瘤，余理解之，吴茱萸善破寒凝，但剂量是关键，余在临床中试用，一般从5g开始，逐渐用到10g、15g。试想如果吴茱萸用量达30g，是不是消瘤效果更好？有待同道试用之。

三

麻黄功效有八，中风用之效佳

麻黄，《本草备要》载其"开毛孔，通九窍，调血脉，破癥瘕积聚"。余学习前人之法，善用麻黄治疗诸多疾病，现总结如下。

1. 麻黄止痛

椎间盘突出引起的腰腿疼痛，在临床上非常多见，西医一般主张通过手术来解除疼痛。初期疼痛的原因主要是神经根水肿压迫神经所致。余以经方麻黄附子细辛汤合甘姜苓术汤来治疗，能够快速消除神经根水肿，从而达到缓解疼痛的目的。椎间盘突出引起的神经根水肿，从经络来看，它属于太阳膀胱经的寒水闭阻，用麻黄能行气滞、调营血，能把太阳膀胱经打开。若用附子汤，可能不如麻黄附子细辛汤效果好。附子来温化，细辛直上直下，开通路。而甘姜苓术汤主治肾著病。《金匮要略》曰："肾著之病，其人身体重，腰中冷，如坐水中，形如水状，反不渴，小便自利，饮食如故，病属下焦，身劳汗出，衣里冷湿，久久得之，腰以下冷痛，腹重如带五千钱，甘姜苓术汤主之。"条文所示的腰部水湿壅滞，与西医学的神经根水肿非常相似。

如果这个患者舌红少苔，则用麻黄根代替，配生地黄30g。使用麻黄附子细辛汤治疗椎间盘突出，麻黄的量非常重要，南方人麻黄一般用5g，北方人一般用5～10g，但是有前列腺肥大，以及心血管疾病的患者要少用、慎用。

【医案分享】

严某，女，38岁。2019年6月11日初诊。

主诉：腰及右下肢疼痛1年余，加重1周。

病史：患者1周前因为运动过度，突然出现腰部疼痛，继之下肢疼痛难忍，求助于余。

刻下：腰及右下肢疼痛不能抬起，口干不苦，舌苔白腻，脉两尺弦紧。

辨证：寒邪痹阻。

治法：温阳散寒，祛湿通络。

方药：麻黄附子细辛汤合甘姜苓术汤。

麻黄5g，附子7g，细辛3g，干姜3g，茯苓30g，白术20g，威灵仙20g，延胡索10g，透骨草15g，伸筋草30g，黄柏10g，生姜10g，大枣6枚。14剂。

二诊：药后疼痛好转，继用上方巩固治疗。

2. 麻黄止咳

单味麻黄止咳,见于民间验方。余临床使用有效。现介绍如下。

具体方法:麻黄 100g 洗净后去节,晒干打成粉,研成细末,水泛为丸,如莱菔子大小。用于风寒感冒,喉痒咳嗽,每次 1g。将麻黄粉丸放在杯子中倒入沸水,熏口鼻,水温适度后饮下,每天两次。无锡这边有个老中医,他家祖传也用这个方,对于喉痒咳嗽、有痰,不论大人小孩,效果都非常好,一般适用于急性发作。

3. 麻黄治结石

麻黄擅治肾结石、输尿管结石、膀胱结石。麻黄是中空之物,宛如尿路管腔,中空清阳,彻上彻下。中医很多情况下都是同气相求。南通市中医院汤承祖老先生善用麻黄治疗泌尿系结石,具体配伍是麻黄配木贼(木贼也是中空之物),黄芪配牛膝,金钱草配海金沙,柴胡配枳壳,治疗多例尿路结石有良效。

【医案分享】

许某,女,53 岁。2019 年 5 月 20 日初诊。

主诉:腰背紧、双手麻木 1 年余。

病史:患双肾结石 3 年。

刻诊:腰背紧,双手麻木,口不干,大便正常,舌胖大有齿痕,右寸关弦紧。

辨证：寒邪痹阻。

治法：温阳散寒止痛。

方药：葛根汤加味。

葛根 15g，麻黄 5g，桂枝 10g，白芍 10g，甘草 6g，桑枝 30g，松节 10g，茯苓 30g，附子 7g，生姜 7g，红枣 6 枚。20 剂。

二诊：医院彩超诊断显示肾结石消失，大便时干，上方加芒硝 3g。

【临证心悟】

此患者腰背紧，双手麻木，右寸弦紧，辨为葛根汤证，未专门治疗结石，而结石自愈。其机理有二：一是葛根汤能解除肌肉痉挛，升督脉之阳；二是麻黄能舒张输尿管。

4. 麻黄善治乳胀，乳腺增生

麻黄治疗乳胀有两个理论。其一，"诸气膹郁，皆属于肺"。肺主气，气机郁结而为病。其二，肝气容易郁结，治疗上可用麻黄、桔梗开太阳，肺气一开，肝气自然调达，乳胀自消。有些书上介绍用柴胡疏肝散治疗乳胀、乳腺增生，其疗效并不理想，余常用麻黄附子细辛汤治疗此类疾病，疗效颇佳，机理为水寒木郁。

5. 麻黄治疗胸水

这个经验来自于一位民间姓陈的老中医，具体方法是麻黄汤去桂枝加葶苈子、川椒，化热者加黄芩、生石膏。治疗胸水用十枣汤，因为力太猛而不敢轻易试用，后用小柴胡汤效果也不好。通过临床摸索，余总结：枳实瓜蒌薤白桂枝汤合猪苓汤合葶苈大枣泻肺汤，这是一种类型；还有一种类型就是麻黄汤证，通过麻黄宣肺，通调水道，下输膀胱，肺气一通，胸水自下。陈修园也曾说过，肝为疏泄，麻黄发汗，这也是说麻黄的疏泄作用。

6. 麻黄能散瘀解凝

著名的阳和汤就是麻黄配熟地黄，二者合用，能起到消散、解凝、宣透、行气滞、调营血的功效。

【医案分享】

梁某，女，43岁。2019年3月19日初诊。

主诉：左乳胀痛半年余。

病史：患者半月前自觉左侧乳头下有刺痛感，自查乳房发现左乳晕周围有一山核桃大小肿块，周围皮肤发红，左乳溢液，色白，质稠伴臭味。西医诊断为浆细胞性乳腺炎。

刻诊：左乳房胀痛，口干，舌质淡，苔薄白，脉弦细数。

辨证：寒凝毒滞，郁久化热。

治法：温阳解毒。

方药：阳和汤加减。

熟地黄15g，麻黄5g，鹿角片10g，白芥子10g，炮姜10g，甘草6g，天花粉10g，山慈菇10g，猫爪草10g，夏枯草30g，蒲公英

30g，水蛭 5g，生姜 10g，红枣 6 枚。15 剂。

二诊：患者自觉肿块缩小，红肿消退，继用上方巩固治疗，共服 150 剂中药，肿块消失。

7. 麻黄治疗中风

中风在临床非常多见，一般医家以补阳还五汤治疗。当代医家李可在治疗中风急性期引起的脑水肿时用大续命汤，重用麻黄发汗利水，疗效颇佳。这些好的经验为我们临床打开了汗法的法门。在中风的恢复期，余常用小续命汤治疗，在方中常重用麻黄，加枇杷叶、桔梗、水蛭。为何要重用麻黄加桔梗？是余根据经典理论所悟。《素问·灵兰秘典论》云："肺者，相傅之官，治节出焉。"所谓"治节"，即治理调节。肺为"华盖之脏"，主统人身之气，其作用如《灵枢·决气》所说："上焦开发，宣五谷味，熏肤，充身泽毛，若雾露之溉。"全身之脏腑组织、四肢百骸，无不赖肺气宣发的水谷精微以滋养。从以上可知，人体一切的触觉、动作都与肺有着密切的关系。余根据这些理论悟出，在中风恢复期仍用小续命汤，加入调整肺的肃降功能之药物及化瘀之药，可使半身不遂之症状逐步减轻。

在药物的应用上，可以加豨莶草、全蝎，有时亦可加石膏，既可制麻黄之发汗，又能起到提壶揭盖之功。

8. 麻黄治癥瘕积聚

　　脑瘤病位在头，头部为诸阳之会，阳化气，阴成形。用麻黄治脑瘤，一是太阳在头，用麻黄；二是瘤为伏邪，少阴阳虚，邪伏少阴，附子、细辛托邪外出。若邪伏太阴，可加黄芪、红参。

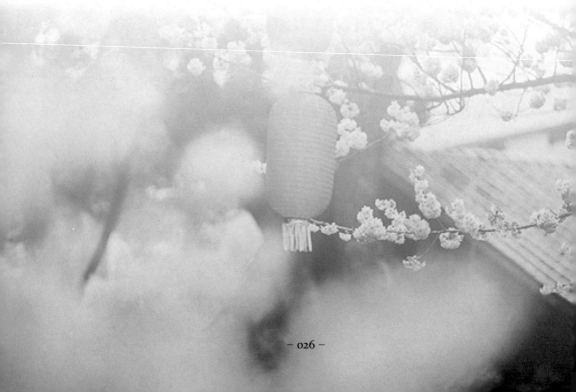

四

桂枝升大气、降逆气、治邪气

古医书云：桂枝达表、解毒、能温散，桂枝为上，非桂枝无以达四肢而解肌。我们可以用三句话九个字概括桂枝的功效：升大气、降逆气、治邪气。

第一，升大气。桂枝能补肝阳，补肝气。我们知道厥阴风木主气，以酸泄之，以辛补之，木性升散，酸味收敛，利于散发，故以酸泄木气之味。还有两句话，"肝苦急，急食甘以缓之"，故以小建中补肝；"肝欲散，急食辛以散之，以辛补之，以酸泻之"，故用乌梅丸。所以桂枝能升大气，当归四逆汤里面，桂枝能补肝气，升肝阳，升大气。这句话的主要病机是，当肝气郁的时候会造成脾寒，之后水湿下流会造成肾寒。肝郁，脾寒，水湿下流，肾寒，这是肝气不升最重要的表现。所以，我们治疗很多肝气郁结的病时，不一定用柴胡疏肝散，那要实证才用，虚证则要补，是用辛味来补还是用酸味来补，要看具体的证型。

第二，降逆气。张仲景的柴胡加龙骨牡蛎汤里面有桂枝，乌梅丸里也有桂枝，皆取其降逆气之效。比如，临床当中遇到肠梗阻的患者，肠梗阻的主要表现为痛、呕、胀、痹，四症当中以痹为主要矛盾，治疗大法主要是攻逐法，如大黄承气汤、厚朴三物汤等，但临床应用当中疗效并不满意。余在临床中摸索发现，在上方基础上加入桂枝一味 5 ~ 10g，效果就非常明显，它能解除痛、呕、胀、痹的一些症状。这也是跟张仲景学的，包括桃核承气汤为什么用桂枝？同样也是桂枝降逆气以达邪之效。古人云："擅治气者，当调畅气机。"降中有升，升中有降，乃自然之道。

第三，治邪气。我们都知道桂枝汤是治太阳表寒的，但治里时如建中汤、复脉汤都加桂枝。这是取桂枝既治表寒，又治里寒，且能达表，又可清除余邪之意。读经典，做临床，这是我们医生一生的追求，对每一味药性理解的最高境界，就是深谙其所有的药性药效。

【医案分享】

张某，女，36岁。2018年4月2日初诊。

主诉：心慌气短10余年，加重1周。

病史：患心肌炎10余年，时发胸闷气短，活动后加重。心电图示窦性心动过缓。长期用西药效果不佳，近半年来月经延后、量少，经期腹痛甚。1周来因为疲劳心悸症状加重。

刻诊：面色暗滞，心慌气短，口干，腰酸，舌淡红，苔白，脉沉迟。

辨证：阳虚寒凝，胸阳痹阻。

方药：桂枝去芍汤合麻黄附子细辛汤加味。

桂枝 20g，炙甘草 15g，麻黄 3g，附子 7g，细辛 5g，红参 10g，麦冬 10g，五味子 10g，胎盘 10g，仙灵脾 30g，生姜 7g，红枣 6 枚。14 剂。

服药 2 周，胸闷减轻，继服 1 个月，诸症消失。

【临证心悟】

此证方用桂枝去芍加麻、附、细，大气一转，其气乃散。重用桂枝升大气，胎盘补五脏，疗心慌气短。

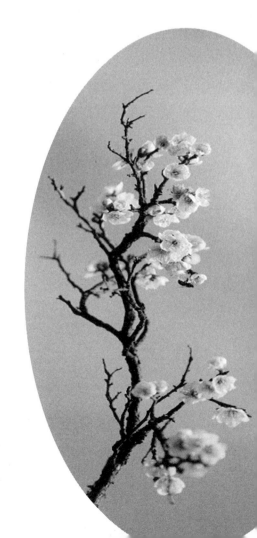

五

细辛内服温肺化饮，外敷疗阳痿

细辛味辛，气温，无毒，阳也，升也，入手、足少阴经。《本草约言》云："细辛温腹内之阴寒，破胸中之结滞，止少阴之头痛，当少用之，独活为使。散诸经之风气，治邪在里之表药也。"岳美中先生云："麻黄配细辛专疗喘咳痰饮。"余学习前辈之法用细辛治疗哮喘、阳痿、输卵管不通疗效佳。

1. 细辛能定喘

急性哮喘以冷哮为多，寒包火的也不少，小青龙汤治疗这两种哮喘疗效甚佳。单纯热哮不多见，余在临床辨此证之暴发者为实，久发属虚；在肺为实，在肾为虚；发时从实治，发后从虚治；上实下虚者，标本兼顾。

一般由风寒外袭而触发的以小青龙汤为主方，余刚入临床时所用麻、桂分量不超过 3g，细辛不超过 3g，干姜、五味子也不出 3g，所以疗效不高，不能一剂即得控制。后通过跟师学习，发现前辈开小青龙汤治疗哮喘用麻、桂各 9g，细辛 10g，干姜也用 9g，一剂就能控制。余师其法治疗皆有佳效。治疗哮喘，剂量是关键。主要是风寒痰浊胶结之顽固，非重剂不可达到病所。其次，可用麻黄射干汤，小青龙加石膏治疗寒包火的哮喘，也较有效。以上数方只能用以治标，不能治本。

干姜、细辛、五味子是仲景治饮的专药，一开一收，开阖同用。急性咳嗽重用细辛，少用五味子；慢性久咳少用细辛，多用五味子。这是余治咳之心法。另外，余在临床中治疗膀胱咳也善用此三味药，在临证中加用可取得良好的疗效。

2. 细辛外敷疗阳痿

20 年前，余在书摊上偶得一民间验方：细辛 3g，丁香 3g，打粉敷肚脐，每日 1 次，对下焦虚寒引起的性功能障碍有明显疗效。后验之于临床，果然疗效颇佳。

3. 细辛治疗输卵管不通

余反复临床实践，总结出细通煎治疗输卵管不通有良效，故特记录之。

细通煎药物组成：细辛 5g，路路通 15g，益母草 30g，当归 12g，鹿角片 10g，桂枝 8g，红花 12g，苏木 12g。

【医案分享】

杨某，女，37岁。2017年11月11日初诊。

主诉：咽喉干痒咳嗽伴咳痰2周。

病史：既往有过敏性咳嗽病史，时常反复，近2周来，干痒咳嗽，晚上加重。

刻诊：刺激性咳嗽，咽喉干痒，夜间入睡前加重，舌淡苔白腻，脉弦细紧。

辨证：外寒夹饮证。

方药：小青龙汤加减。

麻黄3g，桂枝10g，白芍10g，甘草3g，细辛5g，五味子6g，干姜3g，半夏12g，薄荷5g，全蝎3g，生姜7g，红枣6枚。7剂。

服药短短3剂，患者自觉咳嗽减轻，继续服完，咳嗽消失，患者十分激动，遂将好转情况微信告知于余。

六

柴胡能升能降，推陈出新

柴胡，味苦，性微寒，能行表里，和阴阳，推陈出新。其升之功在于能举肝脾之陷。肝木下陷，常致淋证、泻痢、痔漏等诸症。如李东垣补中益气汤、乙字汤，治疗肝脾下陷之症，然肝脾下陷无不伤及肾也，故余在应用补中益气汤的同时常加附子、灵磁石或龙骨、牡蛎，或加李可先生之肾四味，固下以防拔根。

在使用补中益气汤时，柴胡、升麻、陈皮究竟是用 3g、5g 还是10g？余查阅古籍，国内医家有的主张小剂量 3 ~ 5g，有的主张用大剂量 10g，余师田淑霄教授主张 10g 升提效果较快。余在临床体会，使用补中益气汤时一定要用红参，若用党参效果减半，黄芪的剂量一般在 30g 左右，升麻、柴胡、陈皮还是以小剂量为主。20 年前余治疗两例重度胃下垂患者，皆用补中益气汤加枳壳、金樱子、胡芦巴。一例服用 21 副中药，另一例服用 35 副，检查全部正常。

柴胡之降在于其能平肝胃之逆，如小柴胡汤，治少阳逆气，柴胡合黄芩泄表热，大柴胡治阳明少阳合病，柴胡配白芍以清少阳之火。大剂量柴胡解肌退热之力甚强，余常用 24 ～ 32g，常常用于三阳合病。

陈修园谓：小柴胡汤能治虚劳病。南京中医药大学黄煌教授总结指出，小柴胡汤证的相貌是典型的黄脸婆。究其原因，余认为少阳是人体之枢纽，柴胡司升降之职，肝气升发，则脾胃复其升降之职，气道、水道、谷道同时运转，恢复气化、营养、吸收功能。圆运动功能恢复，故虚劳之疾得小柴胡而愈。另外，病入三阴，邪气当外出，有两个门，一是少阳之门，二是少阴之门。所以在慢性病、久病的治疗当中，精准把握"两个门"可因势利导，引邪外出，达到治根之效。

【医案分享】

杨某，男，9 岁。2018 年 5 月 12 日初诊。

主诉：发热伴腹痛、呕吐 3 天。

病史：患儿因游泳受凉，随即发烧，体温达 38℃，腹胀痛，呕吐 3 次。随即去医院给予输液治疗，烧退又起，特求治于余。

刻下：每日午后发热，体温 39℃，两天未大便，小便黄，舌尖红，苔薄，脉弦细滑数。

辨证：太少并病。

治法：调和营卫，和解少阳。

方药：柴胡桂枝汤加味。

柴胡 24g，黄芩 9g，桂枝 6g，白芍 6g，生石膏 15g，天花粉 6g，枳壳 6g，青皮 6g，甘草 3g，生姜 2 片，红枣 3g。3 剂。

药进 1 剂，热退，腹胀呕吐止，药尽而愈。

【临证心悟】

《金匮要略》云："呕而发热者，小柴胡汤主之。"本例患儿受凉后出现发热伴腹痛、呕吐，故投以柴胡桂枝汤，调和营卫，和解少阳，使内郁之邪热得从表解。

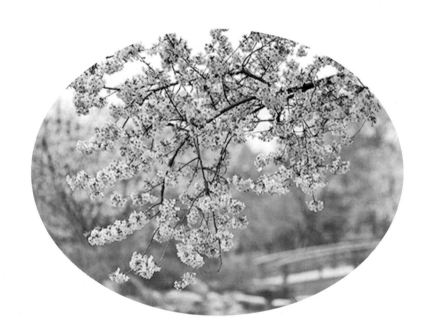

七

葛根降压，升清降浊，为治痉之要药

葛根的根极长，藤亦极长，能引地中水气达于藤蔓，颇像太阳经脉之功，故用以治项背强痉，且其味苦平清散，能祛风热，故为治痉要药。

前贤有云葛根清凉滋润，专主筋脉动急，与桂、麻合用，不仅能治项背强急且能治刚痉。与芩、连配伍，则津液走于上下，治疗下利、喘息之症。日本医家云："葛根主瘀血在皮里。"故疮疡肿毒、青春痘、荨麻疹、癣等皆可以使用，故余对葛根颇喜运用。古人常说："葛根根长入土深，得造物之精化，禀土气最纯。"同气相求，经归脾胃，能生脾胃津液，善解肌肉之邪，诚脾经要药。其发散而无损中气耗营血之弊，生津有升阳气醒脾胃之妙。诚如李杲所说："其气轻浮，鼓舞胃气上行，生津液，又解肌热，治脾胃虚弱泄泻圣药也。"凡寒束太阳经输，阳明风热头痛、泄泻、痢疾、烦热、消渴多用，麻疹出疹期，又为透发必用之药，临床用途甚广。

如治疗高血压用葛根，配牛膝，升降气机。葛根汤能升督脉之阳，降任脉之阴，故便秘常用之。外眼病皆可用葛根汤舒之清之。治疗老年眼睛流泪以葛根汤加干姜、细辛、五味子、白芷、防风。余治疗脑炎用桂枝汤加葛根也有很好的疗效。

下面简单谈一下葛根汤与麻黄汤的区别。麻、桂是开皮毛表层，葛根能深达里层，肌肉经脉。无汗是邪闭皮毛，项背强急是邪入经输。葛根芩连汤对应的是六腑，与瓜蒌桂枝汤相对。葛根汤能降糖通便去结滞，单用降糖就有效，或配太子参30g，山药30g，天花粉30g，葛根20g，乌梅20g，五味子15g，麦冬15g。

【医案分享】

周某，男，16岁。2019年5月1日初诊。

主诉：发热身痛半月余。

病史：壮热持续不退，肩、背、胸、腰部疼痛，周身不适，曾经多医治疗，从少阳从湿均少有疗效，病日加重。

刻诊：发热，体温39.1℃，周身疼痛不适，舌苔黄白相兼，脉浮数有力。

辨证：风寒阻滞，痰湿搏结。

方药：葛根汤加味。

粉葛根15g，麻黄4.5g，桂枝4.5g，天花粉6g，羌活6g，白芍6g，独活5g，法半夏12g，茯苓6g，砂仁2g，续断10g，甘草3g，生姜10g，红枣6枚。3剂。

二诊：药后热退，未再反复，以温胆汤善后。

【临证心悟】

葛根汤解肌祛邪达表，羌、独加强散经脉之邪，与葛根汤配伍加强解肌祛邪之功，半夏、茯苓、砂仁健脾祛痰，天花粉滋阴和阳，发中有收。上方服一剂大汗淋漓，身痛加剧，此为向愈，服完3剂，热退痛止。

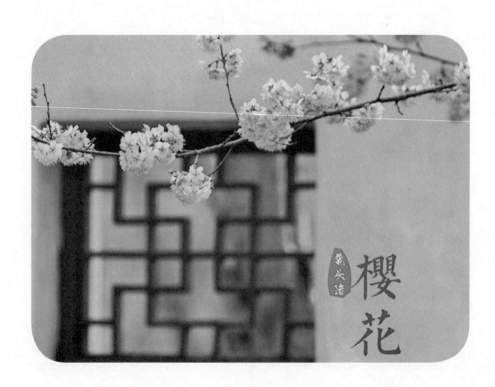

八

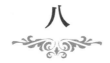

荆芥破瘀散结，祛风止血

荆芥，《本草求真》云其"辛苦而温，芳香而散，气味清扬"。其气味清扬所以宣泄。临床应用主要有以下三个方面。

1. 荆芥善于止血

荆芥 10g 炒炭，用于治疗功能性子宫出血，一般妇科功血患者常用。另外，荆芥对痔疮出血也有非常好的效果。

2. 荆芥善除冷涕

比如过敏性鼻炎，我们常常看到患者出现清涕连连，在辨证的基础上加荆芥 5 ~ 10g，就可以去除。还有一个办法就是加葶苈子 10g、地肤子 10g，效果颇佳。

3. 荆芥善除蛋白尿，保护肾功能

我们知道荆芥穗能发汗，能破瘀散结、祛风湿，其性升浮，故消除蛋白尿时宜炒炭用，治疗肾脏疾病常与杜仲同煎。荆芥与杜仲配伍，直接引药入肾经来保护肾功能，也可以配合一些培补脾肾的药，如白术、巴戟天、枸杞子。余在临床试用也是屡用屡效。凡是慢性肾炎或者尿毒症阶段，都可以用荆芥穗炒炭 10g 与杜仲 10g。在辨证方当中加用，对消除尿蛋白及降低肌酐、尿素氮有非常好的效果，大家可在临床试用。

【医案分享】

孟某，女，23 岁。2018 年 8 月 29 日初诊。

主诉：头晕伴双下肢无力 1 年余。

病史：体检发现蛋白尿 1 年。2018 年 8 月 27 日查：谷丙转氨酶 67U/L，谷草转氨酶 45U/L，肝功能轻度改变。

刻诊：头晕，困倦，乏力，下肢无力，大便黏滞不爽，口苦，舌苔薄腻，脉细弦。

辨证：少阳肝胆湿热。

治法：和解少阳，清化湿热。

方药：小柴胡汤加味。

柴胡 10g，黄芩 10g，半夏 12g，党参 10g，甘草 6g，龙胆 6g，枳壳 10g，陈皮 10g，垂盆草 15g，五味子 10g，瓜蒌 30g，鱼腥草 20g，生姜 10g，红枣 6 枚。20 剂。

二诊：无头晕，精神佳，下肢无力好转。复查肝功能：谷丙转氨酶为 42U/L，较前有所下降。尿常规：尿蛋白（＋），尿潜血（＋＋）。继用原方巩固。

三诊：口干，腰酸，口唇时有痒痛，舌苔薄腻，左关弦细。复查肝功能正常。改益肾清利法。

生地黄 15g，熟地黄 15g，山茱萸 10g，金樱子 10g，覆盆子 10g，当归 10g，川芎 10g，丹参 20g，荆芥 10g，杜仲 10g，莲子心 10g，莲须 10g，侧柏叶 10g，小蓟炭 20g，黄柏 6g，墨旱莲 15g。以此方治疗 3 月余，复查小便正常。

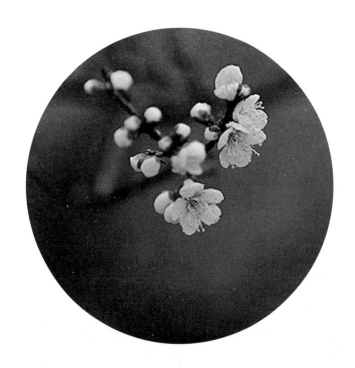

九

土茯苓祛血毒，善治脑瘤与痛风

土茯苓无毒，清热解毒、利湿、利关节，一般用来治疗梅毒、淋浊、火毒痈疖及汞中毒之肢体拘挛。

1. 土茯苓为治疗脑瘤之要药

用土茯苓治疗头部疾患，来源于本人 20 世纪 90 年代跟随朱良春老先生抄方学习。朱老善用土茯苓治疗湿浊上犯引起的头痛，效果颇佳。后查考：明代缪希雍《先醒斋医学广笔记》载一头痛神方，其中土茯苓用到四两，传说一妇女患头疾痛甚，几欲自缢，服二剂数年不发。又孟文瑞《春脚集》载有立愈汤，治一切头痛，其中土茯苓为一两。以上两个治头痛方均以大剂量土茯苓为主，说明古人即知土茯苓治头痛，而今人却很少人知土茯苓治头痛之功。

朱老根据自己多年的临床经验，以大剂量土茯苓用于各种头痛，其中尤对经久不愈之顽固性头痛，每多获奇效，但临床上还需辨证，配合相应的药物。另外，朱老认为，土茯苓还有抑制脑肿瘤的作用，余临床总结重用土茯苓与何首乌相伍，对脑肿瘤有消散作用，因二药均有治疗痈肿瘰疬疮疡作用。余根据多年临床实践，总结出以土茯苓为主药治疗脑肿瘤的专方。

组成：土茯苓、蝉蜕、胆南星、当归、半夏、何首乌、全蝎、蜈蚣、磁石、川芎、橘皮、生石决明、钩藤、天麻、菊花，水煎服。

方解：石决明、菊花、钩藤以平肝息风；全蝎、蜈蚣以搜风止痉；半夏、胆南星以化痰散结；当归、桃仁以活血开瘀；土茯苓、蝉蜕、何首乌、川芎、磁石、橘皮、天麻祛风化痰。

2. 重用土茯苓治痛风

痛风在临床中非常常见，余从中医角度把痛风分为急性发作期、慢性缓解期和静止期。急性发作期表现为局部小关节红肿疼痛，此期以治标为先，可用木防己汤加味；缓解期以治本为主，可用桂枝附子汤加味；静止期主要是降尿酸为主，此时当重用土茯苓。余学习朱老之法，降尿酸效果佳。

土茯苓汤

组成：土茯苓 100g，萆薢 30g，百合 30g，车前子 15g，黄柏 15g，防风 10g，薏苡仁 60g，苍术 10g，山慈菇 10g，泽泻 10g。

【医案分享】

郭某，女，75岁。2018年1月24日初诊。

主诉：左侧眼睛视物不清伴右眼视力下降1年余。

病史：患者颅咽管瘤术后2年，近1年来出现左眼视力障碍伴右眼视力下降。

刻诊：左眼视力障碍，右眼视力下降，畏寒肢冷，口干，大便正常，舌胖苔白腻，寸关脉大，右寸脉尤甚，关尺弦细。

辨证：少阴痰水互结证。

方药：麻黄附子细辛汤加味。

生麻黄3g，附子5g，细辛3g，天葵子10g，吴茱萸5g，辛夷10g，天南星5g，菊花30g，何首乌15g，土茯苓60g，猪苓20g，茯苓30g，炙甘草6g，生姜10g，红枣6枚。7剂。

药后1周，患者睡眠好转，右眼视力好转，食欲好转，口干不苦，大便正常。继服上方，加乌梢蛇30g。药后1月复查，肿瘤较前缩小，食欲及睡眠较前明显好转，右眼视力能达到0.3~0.4，左眼视力较前有所好转，上方加南星10g继续调治。

忍冬藤清热解毒，善通大肠积滞

忍冬藤味甘，气微寒，亦称银花藤。忍冬藤在清代以前的方书中有记载，如《名医别录》首载忍冬藤，《本草纲目》里记载了忍冬藤，而没有记载它的花——金银花。清代名医吴鞠通的第一张方银翘散，才把金银花首次提列出来，现代中医也大都是重花轻藤。

忍冬藤的特性是凛冬不凋，昼开夜合，花叶皆佳。它能透经络以息风，又能通大肠之积滞，并解其毒，还可以通经络，这是其三大特点。余临床常用于三种疾病，疗效非常好。

1. 忍冬藤治疗阑尾炎

用忍冬藤治疗阑尾炎，这是余之经验，常用忍冬甘草汤，用于早、中期阑尾炎有特效，常用剂量忍冬藤100g，甘草15g，水煎服。使用这个方要掌握一个特点就是没有化脓之前使用效果非常好。有一次，跟余学习的一个学生，数日前突然出现右下腹明显压痛，特别是走路的时候疼痛加重，余就用这个药方，就抓了一剂药，喝了一次，第二天就彻底好了，这个效果来得非常快。

2. 忍冬藤治疗痤疮

面部痤疮，表现为痘痘、红肿有脓头的，在辨证方的基础上，余常用忍冬藤30g、虎杖15g，这也是治疗痤疮的专病专药，无论寒热都可以用。

3. 忍冬藤治疗激素副作用

忍冬藤、虎杖、土茯苓、露蜂房能对抗激素的副作用，调节免疫力。一般在免疫性疾病当中，如成人斯蒂尔（Still）病、红斑狼疮等，加用此类药，疗效都非常好。它的特点就是能大大减轻激素的副作用，降低黏蛋白与血沉。现在免疫性疾病发病率非常高，西医常用免疫抑制剂加上激素来治疗。我们中医如何加上中药来对抗激素的副作用，这是一个非常好的课题，也是以后在我们临证当中经常会遇到的。西医解决不了的，可以使用我们中医中药，疗效非常不错，大家可以在临床当中广用、善用。所以把握每一味药的药性和特性，打好坚实的基础，可使我们在临床上提高疗效。

【病案分享】

贺某，男，27岁。2016年9月29日初诊。

主诉：发热伴周身不适1月余。

病史：患者3年前无明显诱因出现腰背部不适，随后1周后出现发热，体温39℃，伴咽喉疼痛，查血沉110mm/h，于北京协和医院诊断为成人Still病，并给予激素治疗。

刻诊：目前仍发热（多于后半夜发作），伴肌肉酸痛，手指肿胀，四肢怕冷，腋下淋巴结肿大如花生大小，午后皮肤红斑明显，时而背部痒，睡眠可，大便稀，口不干，时而咽喉疼痛。舌胖大有齿痕，有裂纹，苔黄腻，脉沉弱，尺甚。

辨证：肾阳虚衰，虚火上扰化毒。

治法：温潜解毒法。

方药：真武汤合潜阳封髓丹合升麻鳖甲汤加味。

茯苓60g，穿山龙40g，白芍15g，附子10g，砂仁10g，龟甲10g，黄柏10g，炙甘草10g，升麻15g，鳖甲10g，当归10g，生白术30g，半枝莲15g，半边莲15g，生姜10g，红枣6枚。20剂。

二诊：患者服药期间复发热，最高体温42℃，于协和医院调整甲泼尼松龙每日半片变为10片，后血沉和C反应蛋白下降，但白细胞升高（WBC 26.8×10^9/L）。目前夜间及饭后出汗多，乏力，无口干口苦，无心慌，大便可。舌裂纹减轻，苔减，舌质偏红，脉寸关弦滑，尺脉弱。仍以上方加减。

方药：茯苓60g，穿山龙40g，白芍15g，附子10g，砂仁10g，龟甲10g，黄柏10g，炙甘草10g，升麻15g，鳖甲10g，当归10g，生白术30g，虎杖15g，忍冬藤30g，生龙骨30g，炮姜10g，生牡蛎30g，生磁石30g，红参10g，生姜10g，红枣6枚。20剂。

三诊：体温正常，未再反复，白细胞及血沉均下降，WBC

15.8×10^9/L，血沉 43mm/h，C 反应蛋白 14.86mg/L，激素减量至一日 6 片，无口干，食后汗多。舌胖大，苔黄腻，中间裂纹，脉寸关弦滑，重按无力，尺脉弱。守方继服 20 剂。以上方加味治疗 1 年余，诸症平稳。

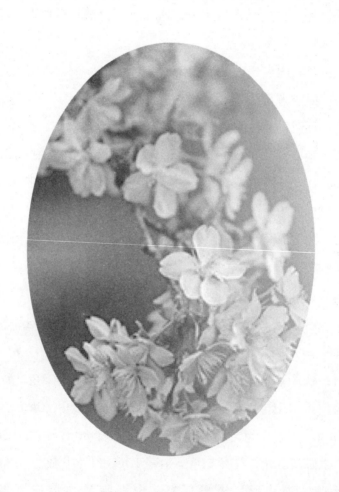

十一

白头翁疗阴疮与功血

仲景《伤寒论》第 371 条载："热利，下重者，白头翁汤主之。"白头翁汤，为厥阴病而设，主治厥阴热化证，临床治"热利、下重者""下利、欲饮水者"。从条文中我们有四点启示：

（1）凡下焦热毒较盛的疾病皆可用白头翁汤治疗。

（2）热痢即血痢，大多表现脓血便，从白头翁汤组成来看，白头翁善于凉血止血解毒。

（3）凡下重者，里急后重也。可在辨证方中加重白头翁的剂量。

（4）后阴的病，同样适用于前阴，故白头翁汤亦适用于泌尿系统感染。

再来看白头翁在古书中的记载。《神农本草经》载其"味苦，性温，主癥瘕积聚，瘿气，逐血止痛"。《本草经疏》载其"苦能下泄，辛能解散，寒能除热凉血，具诸功能，故悉主之，殆散热凉血行瘀之要药软？"白头翁在临床使用非常广泛，余常用白头翁治疗以下疾病。

1. 宫颈病毒 HPV 阳性

宫颈病毒在临床非常常见，西医认为它是癌前病变，但苦于没有好的办法来控制。余从大量临床实践中筛选出白头翁善治此病毒。余认为，此病是局部黏膜有热，但全身是寒的，故常用乌梅丸合用白头翁汤治疗，并加贯众、露蜂房、乌梢蛇、土鳖虫，疗效颇佳。

2. 血痢

血痢一般常见于痢疾、肠癌等疾病。凡泻下脓血便者，舌苔黄腻，皆可应用白头翁汤，余常在此基础上加阿胶、地锦草。

3. 淋巴肿瘤

余在临床中总结出一个消除淋巴肿块的效方：白头翁 60g，牛蒡子 10g，山慈菇 10g，荆芥 6g，陈皮 6g，全蝎 10g。

4. 崩漏

治疗崩漏时，一般心脾两虚的用归脾汤加阿胶、仙鹤草；气血两亏的用补中益气汤；肝郁化火的余常用丹栀逍遥丸；肾虚肝旺者用白头翁汤配二至丸。

组成：白头翁 12g，秦皮 10g，女贞子 20g，墨旱莲 20g，黄芩 15g，黄柏 10g，断血流 30g，乌贼骨 10g，茜草 10g。

5. 泌尿性感染

泌尿性感染表现为尿急、尿频、尿痛。余常用四逆散合用白头翁汤加酢浆草。

6. 小儿蚕豆黄

治疗小儿蚕豆黄，余在临床中应用白头茅根汤，效果颇佳。

白头茅根汤

组成：白头翁 30g，白茅根 30g，茵陈 15g，仙鹤草 15g，当归 15g，生地黄 15g，白芍 12g，川芎 9g，茜草 10g。水煎服，一剂药吃两天。

方解：四物汤补血，佐白头翁、白茅根、茵陈除湿解毒，并辅用仙鹤草、茜草止血。本方具有改善贫血、祛湿毒之功效。

【医案分享】

孙某，女，65 岁。2018 年 12 月 9 日初诊。

主诉：小腹痛伴带下有血丝半年。

病史：患者因腹痛阵作，带下多夹有血丝，在某医院诊断为宫颈癌，予以手术切除，半年后残留黏膜发现 HPV 病毒阳性，伴腰酸。

刻诊：口干，腰酸，舌苔白腻，脉沉弦，左关弱。

辨证：厥阴寒热错杂证。

方药：乌梅丸加味。

乌梅10g，细辛3g，肉桂3g，红参10g，附子7g，干姜3g，黄连6g，黄柏10g，当归10g，白头翁30g，重楼10g，半枝莲30g，贯众10g，白蔹10g，乌梢蛇10g，土茯苓30g，薏苡仁30g，生姜10g，红枣6枚。14剂。

二诊：药后诸症大减，共服140剂，复查HPV阴性。

【临证心悟】

宫颈病毒阳性在临床非常多见。余根据肝经绕阴器之理，实证在少阳，虚证在厥阴，本例从厥阴论治取得良效。

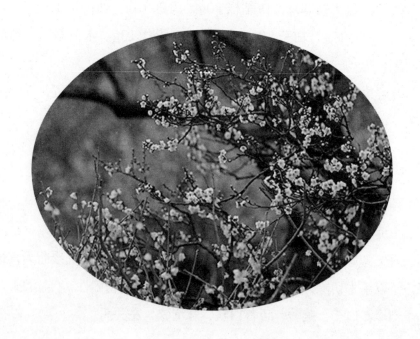

十二

葱白内服通阳，外敷消肿止痛

葱白，味辛，性温，具有发汗解表、通达阳气的功效。余在临床中治疗风寒感冒轻症，以葱白5根、生姜7片煎服，取效甚捷。此葱白为小葱之葱白，非大葱。

《伤寒论》第315条："少阴病，下利，脉微者，与白通汤。"白通汤中葱白通上焦之阳，下交于肾，附子通下焦之阳，上承于心，干姜温中土之阳，以通上下，上下交，水火济，利自止矣。

从仲景的条文中，我们可以获得很多启示，比如心肾不交引起的失眠，可以从阴阳来辨。

阳证，经云"阴虚则内热"，故心肾之阴不交者，则阳独亢，心烦善怒者，心悸失眠者，黄连阿胶汤主之。

阴证，心悸欲寐善恐，心肾之阳不交也，宜白通汤。白通汤中附子性燥，肾之所苦，必借葱白之润，以通于肾，故名。

余根据民间验方，用葱白外敷治疗治肝硬化腹水也有良效。

麝香葱白散验方

组成：连头葱白5根，甘遂3g，麝香0.5g。

制法：葱白捣烂，加入甘遂末拌匀，再捣，最后加入麝香。使用时，脐部先用醋涂擦，以防止感染和刺激皮肤，然后将药适量敷在肚脐上，再用纱布覆盖，胶带固定即可。一般2～4小时即能排尿或排稀水便。

方解：方中葱白味辛性平，可通阳利水，宣通脉络，治小便胀闭；甘遂味苦，性寒，泻水逐饮，治大腹水肿；麝香通十二经，化气行水。诸药合用外敷，消腹水有良效。

十三

重用贯众治血证、流感及睾丸肿痛

贯众，《神农本草经》载其"味苦，微寒，主腹中邪热气，诸毒，杀三虫"，《本草经疏》载其"主腹中邪热气诸毒。苦以泻之，亦兼有散之之义，故破癥瘕"。

30 年前，余随妇科名师姚寓晨先生学习中医妇科，发现姚老治疗妇科血证皆重用贯众，剂量一般为 20 ~ 30g，取效甚佳。其经验方为太子参、炙黄芪、黄芩炭、贯众炭、荆芥炭、乌贼骨、茜草，治疗青春期功能性子宫出血（简称功血）疗效肯定。后又随汤成祖老先生抄方，发现汤老治疗支气管扩张引起的咯血也重用贯众配钟乳石，随即对贯众进行深入研究。

余在临床中运用贯众主要治疗以下疾病。

1. 流感引起的高热

贯众善清邪热，祛邪毒，可治疗各种流感引起的高热，在辨证的基础上加用，其疗效甚过大青叶、板蓝根。

2. 炒炭用止血效果甚佳

余通过 30 年临证的不断挖掘、不断总结，拙拟出以贯众为君药的三味止血散：贯众炭 30g，棕榈炭 15g，侧柏叶炭 15g。

加减法：

（1）寒热不明显的只取此三味药。

（2）咯血常加紫草、沙参、麦冬。

（3）便血常加槐花、藕节、紫草。

（4）尿血常加白茅根、墨旱莲、大蓟、小蓟。

3. 善治睾丸肿痛

贯众治疗睾丸肿痛是余学习古人经验所得。查其药性可知，贯众善于清热散瘀，解血分之毒，故可在辨证方里加用贯众 30 ~ 60g。

4. 预防流脑、流感

《石室秘录》有载："用贯众一枚，浸于水缸之内，加入白矾少许，人逐日饮之，则瘟疫之病不生矣。"贯众性味苦寒，能清热解毒，服之有预防流脑、流感等作用，一直流传下来，沿用至今。

余总结一预防流感的方子——贯众汤。

贯众汤

组成：贯众 20g，一枝黄花 15g，板蓝根 10g，葛根 15g，升麻5g。

流感期间，一般服用 3 ~ 5 剂可以预防流感发作。

【**病案分享**】

朱某，女，46 岁。2017 年 7 月 25 日初诊。

主诉：月经淋沥 1 月余。

病史：功血半年，经西医诊断为子宫内膜增生。予以刮宫治疗，术后 1 周仍出血不止，即去医院检查，血常规：血红蛋白 69g/L。

刻诊：月经淋沥不尽，口干，腰酸，舌暗，脉细弱。

辨证：气虚血弱，不能固摄。

治法：大补气血，化瘀止血。

当归 10g，黄芪 24g，三七 5g，桑叶 30g，侧柏叶炭 10g，血余炭 10g，棕榈炭 10g，小蓟 20g，荆芥炭 10g，贯众炭 30g，生姜10g，红枣 6 枚。

二诊：药尽 5 剂，出血已止，以归脾汤善后。

【**临证心悟**】

古人云：人生于阳而长于阴，阴平阳秘则健。妇科出血症乃阴虚阳搏多见，故选用《傅青主女科》老妇血崩方加味。此方治疗妇科出血，年龄在 50 岁左右以气虚血瘀为主者有特效。若以寒凝血瘀引起的出血当选温经汤。此方的用药技巧，止血作为第一要务，故以三味止血散作为底方，合用老妇血崩方取得良效。

方中贯众有清热解毒、凉血止血之功。《验方新编》载治血崩不止，赤白带下，重用贯众，并谓因湿热而致者，用之极效，足证贯众治血崩有效。

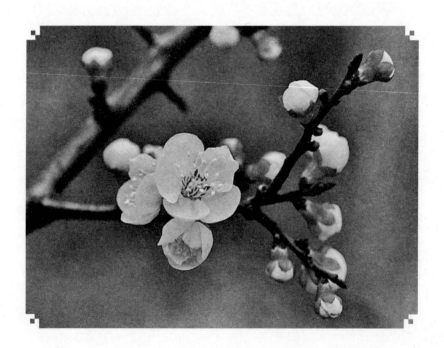

十四

龙葵清热解毒，其种子为降糖之良药

龙葵性寒，可散瘀消肿，清热解毒。查古今医案，治疗肿瘤皆重用龙葵。《本草正义》曰："可服可敷，以清热通利为用，故并治跌扑血瘀，尤为外科退热消肿之良品也。"余对龙葵应用的总结如下。

1. 重用龙葵治疗肺癌

龙葵与白英、金荞麦根合用，适用于热毒型肺癌。

常用方：龙葵、白英、金荞麦、重楼、乌梢蛇、土鳖虫、蟑螂、牡蛎、贝母、玄参、夏枯草、海藻、昆布。

2. 重用龙葵治疗结核热

肺结核引起的发热常常是低热，但是有时表现高热，一般的退热方法无明显效果。余学习前人经验，在小柴胡汤基础上重用龙葵 60 ～ 100g，加青蒿、石斛、沙参、胡黄连。其中黄芩可以用 15 ～ 30g，治疗过 3 例，疗效皆比较理想。

3. 龙葵子有降糖之功

我们儿时经常食用龙葵子，味道甜美，其降糖之功完全是偶得。有一次与几位朋友外出，偶遇一片龙葵草，其中一位朋友见很多龙葵子，即采数斤回家，每日服用 50g。原来空腹血糖一直在 12mmol/L，1 月后复查，血糖居然在 5 ～ 6mmol/L 波动。3 个月后随访，血糖稳定。后余查阅古今文献未见此药有降糖记载。究其原因，正如《本草纲目》所载，"消热散血，压丹石毒"，"其种子治疗疔肿，其根通利小便……"

【医案分享】

胡某，女，38 岁。2019 年 5 月 2 日初诊。

主诉：发热 10 余天。

病史：因高烧 1 周住院观察，发热仍反复不退，后经朋友介绍去医院为患者会诊。西医会诊专家认为是结核引起的发热。

刻诊：患者每天下午定时恶寒发热，口干口苦，目赤神昏，舌苔薄黄，脉洪大。

辨证：少阳阳明合病。

方药：小柴胡汤合白虎汤加味。

龙葵 100g，柴胡 10g，黄芩 15g，半夏 12g，党参 10g，青蒿

5g，石斛15g，沙参20g，胡黄连10g，石膏30g，知母10g，生姜10g，红枣6枚。5剂。

患者一夜连服2剂，周身津津汗出，渐渐退热，连用此方5剂后，热退神清，未再反复。

【临证心悟】

治疗顽固性发热，精准辨证是基础，专病专药是关键，余总结专药龙葵治疗结核热，用量一般在60～100g。

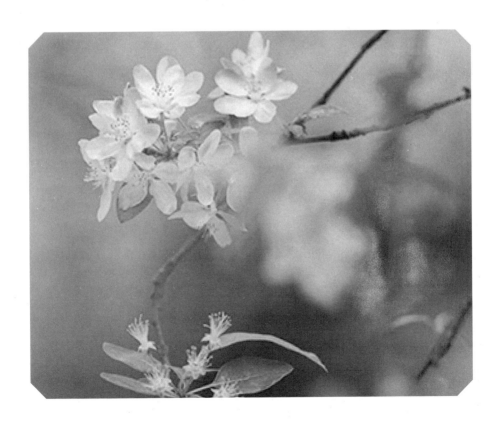

十五

葎草治肾病水肿及结核，外洗治小儿腹泻

葎草别名割人藤、拉拉藤。此药首载于《唐本草》，言其"性苦寒，无毒，主五淋，利小便，止水痢，除虐，止烦渴"。《本草纲目》载其"甘苦寒"，能"润三焦，消五谷，益五脏，除九虫"。

余第一次接触葎草是 20 世纪 90 年代跟随朱良春老先生学习时，朱老善用葎草加十大功劳叶治疗风湿热、结核性低热。余在临床试用确有良效。

1. 葎草善消水肿

有位患者来治疗子宫肌瘤，闲聊之中讲到割人藤能治好很多肾病水肿，她的用法是取干品 5 ~ 10g，煎水，一般 3 ~ 5 天即消，她的一个亲戚患肾病综合征，每次水肿不消皆用此办法消肿。很多中药治疗经验皆来自民间实践。

考：割人藤学名拉拉藤，江苏农村遍地皆是，味苦，甘寒无毒，有清热解毒、利尿消肿之功效。余相信这个来自民间的经验可以帮助更多人战胜疾病。

2. 葎草善治小儿腹泻

治疗小儿腹泻，余常用葎草甘草汤，即葎草 15 ~ 30g、甘草 10g 煎汤，每天 2 次，对轻型腹泻疗效甚佳。对于偏热的，一般合用葛根芩连汤；偏寒的，合用炮姜甘草汤；对伤食引起的腹泻，合用四逆散。也可单用葎草 30g 煎汤，外洗患儿的足部，每日 1 次。

3. 葎草善于退热

余之友人曾患高热 1 周，晨起正常，每日午后则体温波动于 38℃ 左右，曾经西医输液及中药治疗无明显好转。余嘱其葎草 100g 合用小柴胡冲剂服用，3 天后热退，未再反复。

4. 葎草抗结核效果佳

葎草抗结核效果佳，一般可与天龙、百部、黄精合用。

【医案分享】

杨某，男，45 岁。2019 年 3 月 21 日初诊。

主诉：胃痛伴心慌、咳嗽、失眠、盗汗 1 年余。

病史：患肺结核病 3 年，因服用抗结核药引起胃溃疡，胃部经常疼痛，饭后疼痛尤甚，盗汗。

刻诊：面色萎黄不华，口干，胃痛，心悸，咳嗽，失眠，舌苔白腻，左脉独弦，余脉微细。

方药：乌贝散加味。

川贝 30g，乌贼骨 30g，甘草 30g 为末，每次冲服 5g，葎草 50g 煎汤冲服，3 天后胃痛消失。

余嘱单用葎草 120g 煎汤，天龙 50g、百部 100g、黄精 100g 打粉，做丸药，每次 5g，1 日 2 次。半年后，路遇太湖，见他面色红润，精神爽朗，自云曾单服药丸半年余，现各症皆除。

十六

山慈菇解毒散结，善疗增生肥大

山慈菇，味甘、微辛，性寒，有小毒，入肝、胃经，功能清热解毒、化痰、散结、消肿。《本经逢源》载其"攻坚解毒，治痈肿疮瘘，瘰疬结核"。《本草正义》载："（山慈菇）能散坚消结，化痰解毒，其力颇峻，故诸家以为有小毒，并不以为内服之药。"

1. 山慈菇治疗膝关节肿痛

余临证以来，原认为其有毒而未用，后偶得一验方专门治疗膝关节肿痛，方药组成：黄芩 10g，黄连 6g，白芍 15g，阿胶 10g，山慈菇 10g，牛膝 9g。此方试用于临床效果颇佳。反复思之，此方是由黄连阿胶汤加山慈菇、牛膝而成。黄连阿胶汤是滋阴和阳之剂，膝关节疼痛患者，皆有心中烦、不得卧，可以从抓主症入手，也可从"诸痛疮疡，皆属于心"入手，通过泻心火、补肾阴，从而达到心肾交合，水升火降，疼痛即止。山慈菇在此主要是散结止痛。

2. 山慈菇可消腺样体肥大

腺样体肥大在临床较为常见，由于初次感冒治疗不彻底，病情迁延，反复发作，造成腺样体逐渐增大，常常引起孩子呼吸不畅或打鼾，西医建议切除治疗。余从少阳与少阴入手，以小柴胡汤或麻黄附子细辛汤加山慈菇、石见穿，取效甚捷。

3. 山慈菇善消乳腺结节

乳腺结节，一般从软坚散结入手，如海藻、昆布、夏枯草、白芥子等，加入山慈菇 10 ~ 15g 疗效倍增。

4. 山慈菇善治甲状腺囊肿

甲状腺囊肿实证从疏肝理气、化痰软坚入手，虚证从温阳化痰入手，不论虚实皆可加用山慈菇，从 10g 开始，最大剂量为 30g，取效甚佳。

5. 山慈菇善治痛风

在痛风的急性期，即红、肿、热、痛时，加用山慈菇 10 ~ 15g，3 ~ 7 天肿痛即消。其缺点是不能防止复发，故肿痛消失以后即去山慈菇，以四逆汤合苓桂术甘汤巩固治疗。

需要特别指出的是，肝功能异常的患者慎用山慈菇。

附验方两则：

宫颈癌经验方

组成：山慈菇18g，枯矾18g，麝香0.9g，研末，每次1g，1日3次。

噎膈经验方

组成：山慈菇150～200g洗净，白蜂蜜200g，用清水浓煎山慈菇，加入蜂蜜收膏，早晚1茶匙。

【医案分享】

颜某，女，8岁。2019年5月1日初诊。

主诉：打呼噜1月余。

病史：患儿1月前因感冒后出现打呼噜，西医检查发现患儿腺样体重度肥大，建议立即手术切除，其母畏惧手术而求治于中医。

刻诊：患儿形瘦，打呼噜1月余，大便干结，舌淡胖有齿痕，脉右寸浮细弦，沉取无力。

辨证：少阴太阳合病。

方药：麻黄附子细辛汤加味。

麻黄1g，附子2g，细辛1g，桔梗6g，甘草3g，蝉衣6g，僵蚕6g，大黄1g，山慈菇2g，猫爪草2g，生姜2片，红枣3g。7剂。

服药3剂，呼噜即止，继以中药治疗2周后，腺样体肥大基本控制。

十七

黄荆子善疗急性乳腺炎

黄荆子，具有祛风解表、止咳平喘、理气消食止痛之功。其性可上可下，可表可里。余学习前辈临床用药经验如下。

1. 四逆散加用黄荆子治疗外感

用四逆散加黄荆子可以治疗外感，对于治疗慢性气管炎、哮喘、胆囊炎效果亦佳。

四逆散小量补气，中量调气机，大量破气。黄荆子苦辛和降，通达气机，调和肝脾，清肃肺气，化痰止咳，理气镇痛。

加减法：慢性支气管炎加桑白皮、石膏；哮喘加蝉蜕、地龙。

2. 黄荆子内服、外敷治疗急性乳腺炎

乳痈相当于乳腺炎，多数发生在妇女哺乳期间。初起时，乳房里会结硬块，之后便焮肿疼痛，腋下有硬核，恶寒发热，并逐渐化脓溃烂，早期治疗是关键。余在临床中见乳腺红肿疼痛时，用黄荆子炒黄，研细末，每服10g，日服3次，黄酒煨热送服。同时可用黄荆子50g，葱白7根，捣烂外敷，使表邪得解，乳痛消除更快。余曾用此方治疗数例急性乳腺炎皆有良效，主要取其解毒散结之效。

3. 黄荆子治疗慢性儿童腹泻

组方：黄荆子5g，五味子3g，莱菔子3g，车前子3g，吴茱萸3g。上方药物炒至黄黑色，摊冷再炒，重复7次。诸药入锅内，加入200mL水，煎取100mL，分2～3次服完，一般服2～3剂即愈。体虚者可加党参3g。

十八

苦参苦寒清热安神，
善治耳内流脓及外阴白斑

苦参，味苦，性寒，善于退热泄降，荡涤湿火，其功与黄连、龙胆相似。

《金匮要略》中有一名方当归贝母苦参丸，是治疗妊娠小便难的主方。一般来说，怀孕之后，出现小便异常者，今人很少想到会用这个方，特别是苦参，大苦大寒，怕伤了胎儿。其实很多好的方子重在配伍。本方以当归和血润燥，苦参治热、利窍逐水，佐贝母入行肺经以除热结也。组方技巧是从肺、肝、膀胱三脏入手，上、中、下三焦并调。故治疗下焦局部的病变有佳效。余在临床中反复实践，总结出此方是治疗慢性尿道炎、前列腺癌的专方。

《金匮要略》中还有一个名方三物黄芩汤："治妇人在草蓐，自发露得风……头不痛但烦热者。"本方由黄芩、生地黄、苦参组成，功效清热、养阴、凉血、燥湿。本方以黄芩为君，取其善清湿热又能清血热、虚热之功。生地黄者，凉血清热。苦参，《神农本草经》载："味苦寒，主心腹结气，癥瘕积聚，苦极则能泄热。"这三味药配伍，既能清热，又能解毒，还能养阴润燥，同时又能破癥瘕积聚，故余总结此方是治疗外阴白斑的特效方。

1. 苦参治疗外阴白斑

外阴白斑是外阴部的一种特殊病态，以病变处皮肤粗糙、增厚、发硬、呈不规则散在白色斑块并瘙痒难忍为主要特点。该病病因不明，一经确诊，容易发生癌变，医院常建议切除。余认为，肺主皮毛，全身的皮毛滋润皆依靠于肺。但局部皮肤发白、增厚、粗糙、发硬，属中医肌肤甲错范畴，其病机在于肺热伤阴，宣散失司，不能输精于皮毛。故治疗首选三物黄芩汤，清肺热，滋阴润燥。苦参破癥瘕积聚、疗肌肤甲错，加地龙通经络，车前草利湿解毒，青椒杀虫止痒。故取效甚佳。

2. 重用苦参治疗带下阴痒

阴痒在临床非常常见，特别是女性，表现外阴瘙痒，带下色黄，从西医诊断来说，妇科阴道炎，外阴湿疹皆可表现。故余常重用苦参外洗来治疗。

外洗方：苦参 30g，蒲公英 30g，白矾 10g，地肤子 15g，白蒺藜 10g，黄柏 30g。

3. 苦参是湿疹疥癣的特效药

苦参浴能够清除下焦湿热，并且杀虫止痒，对湿疹疥癣引起的皮肤瘙痒有很好的缓解作用，余常用对药苦参配白蒺藜，苦参配黄柏。

4. 苦参外用善治中耳炎

余随陈瑞山老中医学习时，得知陈老有治疗中耳炎的秘方，故悉心请教，望得传授。陈老随即写下配方，余甚感叹老前辈无私传薪之大爱，不敢私藏，今亦将此秘方公布。

配方如下：苦参10g，麻油50mL，冰片2g。

方法：麻油烧开，放入苦参炸黑，去苦参，候冷，加入冰片，外用滴耳，每次1滴，1日2次。治疗数例皆断根。

5. 重用苦参善治痢疾

苦参丸系民间验方，余验之治疗急性菌痢有良效。

苦参丸

组成：苦参200g，黄柏150g，白头翁200g，木香50g，枳壳75g，米壳100g。

制法：将上药选净、干燥、粉碎过100目筛，水泛为丸，如小豆粒大。

用法：每日服4次，每次2g，白水送下。本方对于急性菌痢效果较好，尤其是一些老年患者，能较快消除痢疾症状。

6. 苦参擅治心动过速

心动过速属于心律失常的范畴，《伤寒论》中有"脉结代，心动悸，炙甘草汤主之"的记载。从本方组成中我们发现，心动悸主要根源是心血亏虚，所以仲景重用生地黄、麦冬、阿胶，滋心阴养心血，这组药物皆是治疗心动过速的有效药物，余在临床中经常使用。近年在学习孙思邈《千金翼方》时发现，书中收载"五参丸"擅治气阴两虚引起的心动过速。其组成：人参3g，苦参4.5g，沙参3g，丹参1g，玄参1.5g。当代国医大师朱良春先生也介绍过重用苦参治疗心律失常。余师其法，总结出苦参百合汤，擅治心动过速，或在辨证中加用，或单独使用，效果皆佳。

苦参百合汤

组成：苦参25g，丹参25g，百合25g，酸枣仁10g，五味子10g，鸡血藤25g，柏子仁10g。

7. 苦参善治前列腺癌

前列腺癌属于中医"癃闭""腰痛"的范畴。其病位在肾、肝、前列腺。病机以气虚、血瘀、湿热夹杂为多见。对于早期患者，余常选当归贝母苦参丸合消瘰汤加味。

消瘰汤出自《外科真诠》，其方主要能疏肝理气，化痰软坚。

消瘰汤

组成：柴胡、白芍、青皮、陈皮、半夏、茯苓、白芥子、香附、牡蛎、瓜蒌、莪术。

在此基础上，余常加肿节风、半枝莲。

8. 苦参能清热安神

苦参安神，实属偶得。一女性患者，因宫颈病变，苔腻，投以白头翁汤加苦参、白蒺藜，服药 7 剂后，嗜睡异常，余在二诊中去苦参，继续服用无明显嗜睡感。后在临床中遇失眠伴苔腻者加用苦参，疗效倍增。用量一般 6 ~ 10g 为佳。

【医案分享】

陈某，女，9 岁，黑龙江人。2018 年 6 月 27 日初诊。

主诉：外阴破溃，瘙痒半年余。

病史：2018 年 3 月于北医三院确诊为外阴真菌感染，外阴白斑病，目前外用激素药物效果不明显。

刻诊：口干，大便偏干，舌淡苔白，脉细弦偏滑。

辨证：血虚风热。

方药：三物黄芩汤加味。

当归 6g，生地黄 10g，苦参 3g，地龙 3g，车前草 10g，青椒 2g，生姜 10g，红枣 6 枚。14 剂。

外洗方：生艾叶 10g，白薇 10g，白及 10g，蒲公英 15g，黄柏 10g，白矾 2g，地肤子 15g，蛇床子 15g，苦参 3g。水煎外洗，两日一次。

二诊：瘙痒消失，外阴仍有破溃，目前未停用外用激素药膏。仍以原方治疗，14剂。

三诊：阴部溃疡明显好转，已无外阴瘙痒，口干口渴，大便可，舌淡胖有齿印。

上方加女贞子6g、墨旱莲6g，20剂。

目前口服中药5个月，母亲代诉外阴外观无异常，偶有阴部疼痛瘙痒，仍以三物黄芩汤加味。

随诊至今，无反复。

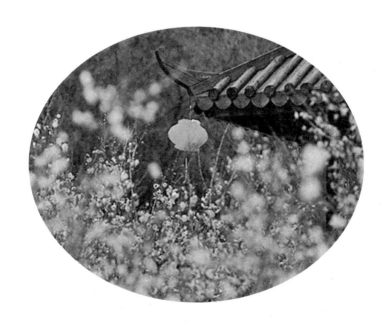

十九

龙胆善于除痹治失眠

龙胆，大苦大寒，为厥阴少阳之要药。余在临床中善用龙胆治疗膝关节积水与失眠，疗效甚佳。

1. 龙胆除湿痹

膝关节积液相当于中医"湿痹"范畴，它不同于一般的水肿，余之理解相当于痰饮留滞于关节，郁而化热，既往之常法，用三妙、四妙效果皆差。后通过观察发现，很多膝关节积液患者皆口干口苦，龙胆乃口苦之要药，余在辨证方基础上找到的专病专药即龙胆。《本草新编》载："龙胆草专利水消湿。"《神农本草经》载："龙胆主骨间寒热。"近日治一膝关节积液5年患者，每遇发作时就去医院抽液并做激素封闭。今年发作，医院拒之，无法，只有求治于中医。该患者口干口苦，苔黄腻，局部膝关节见其红肿，予以木防己汤重用龙胆30g，另用芙黄散外敷，一周后疼痛若失，继以阳和汤巩固。后读《长江医话》，也有老先生介绍此经验，古今穿越，一而相通。

2. 重用龙胆治失眠

余通过临床总结认为失眠分为三种类型：入睡困难、醒得太早、睡眠表浅。对于入睡困难，病位在少阳，此时余常用柴胡剂，重用龙胆是关键。入睡困难重症者，为病入血分，当用防己地黄汤。

【医案分享】

王某，男，55 岁。2018 年 3 月 21 初诊。

主诉：失眠 1 年余。

病史：患者 1 年来持续睡眠差，心情烦闷，先后求助 4 位中医，疗效不佳。

刻诊：入睡困难，心烦，口苦，大便干结，舌苔黄腻，脉弦滑。

辨证：少阳阳明合病。

方药：大柴胡汤加味。

柴胡 10g，黄芩 9g，半夏 12g，栀子 6g，龙胆 15g，枳壳 15g，厚朴 10g，大黄 10g，酸枣仁 20g，延胡索 10g，竹茹 20g，生姜 10g，红枣 6 枚。7 剂。

以此方加味，共服 20 剂，睡眠正常。

【临证心悟】

失眠用大柴胡汤，其理在于开太阳降阳明，恢复其枢机功能，龙胆治郁结之火而疗失眠，竹茹对于痰热引起的神志异常有佳效。

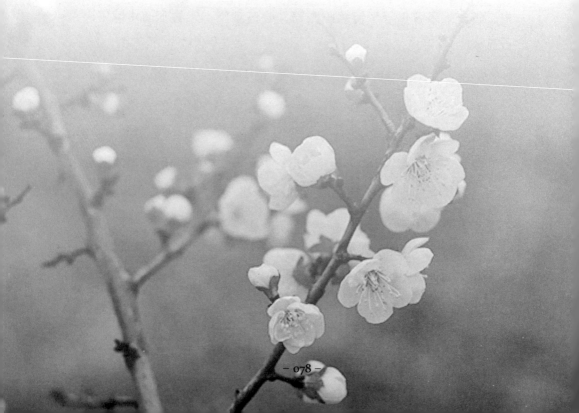

二十

黄芩止咳止血，清虚热，止泻

《伤寒论》中用黄芩的条文有 18 条之多，其中具有代表性的有黄芩汤、小柴胡汤、半夏泻心汤、葛根芩连汤、黄连阿胶汤。仲景用黄芩甚多，治病范围甚广，余在临床中，学习仲景之法，也善用、广用黄芩，主要治疗四证。

1. 黄芩止咳

李时珍《本草纲目》记载，治疗咳嗽不论有无发热皆佐用黄芩。起初，余也不甚理解，后在临床中不断摸索，特别是从《备急千金要方》中得到很多启悟。比如小青龙汤，我们非常常用，治疗外寒内饮的咳嗽，疗效甚佳。对于慢性咳嗽，出现寒饮证，余在小青龙基础上，加用黄芩。一是根据肺为娇脏，不耐寒热之理，慢性咳嗽大多易寒易热，寒饮郁久，极易化热；其次，小青龙方麻黄、桂枝、半夏皆燥，用黄芩可以制约其燥性伤肺。所以，对于急性咳嗽，舌尖红，可以加用黄芩；慢性咳嗽，常规加用，可提高疗效。

2. 黄芩止血

黄芩止血首见于《太平圣惠方》：治衄血、吐血，黄芩散主之。《本草纲目》谓黄芩能疗诸失血。上海夏仲方先生的经验：黄芩为广谱止血药，不论是咯血、吐血、便血还是妇科的功血，止血效果甚佳。余常用黄芩炒炭 15～30g，配贯众、阿胶治疗功血；配白及、合欢皮治疗咯血；配大黄、三七治疗吐血；治疗尿血，余常用小柴胡汤加血余炭、白茅根，也可服用栀子豉汤泻三焦之火以止血。

3. 黄芩退热

《神农本草经》载："黄芩能主诸热。"肺结核急性期出现咯血、潮热、盗汗等症状非常多见，特别是出现潮热，一般的药物往往不能控制，此时可重用黄芩 20～40g，合青蒿、功劳叶退痨热，效果甚佳。

4. 黄芩止泻

《伤寒论》第 172 条："太阳与少阳合病，自下利者，与黄芩汤。"余对此条文之理解，外邪陷入少阳以后引起的太少合病，表现腹泻、肛门灼热、小便短赤，有时可以伴有发热，所以用黄芩来清少阳之里热，白芍、甘草、大枣酸苦敛阴，少阳为表里出入之枢纽，里热一清，外邪得解，枢机功能正常。

【医案分享】

王某，女，3岁。2019年5月22日初诊。

主诉：泻下稀水样便，伴发热1天。

病史：患儿1天前因受寒后出现发热，其母给予小儿感冒颗粒治疗效果差。

刻诊：发热，体温达38℃，泻下如蛋花样粪便，肛门潮红，烦躁，舌质偏红，苔白腻，脉沉细数。

辨证：太少合病两感证。

方药：黄芩汤加味。

黄芩6g，白芍6g，甘草3g，苏叶6g，生姜2片，红枣3g。3剂。

患儿母亲代述，1剂烧退，2剂腹泻止。

【临证心悟】

黄芩汤见于《伤寒论》："太阳与少阳合病，自下利者，与黄芩汤。"此方是太阳、少阳合病，里热盛而自利。方虽小，但配伍精妙，疗效颇佳。

二十一

石莲子既能开胃进食，又能涩精疗肾炎

石莲子味甘涩，微苦，在古方中治疗噤口痢。《验方新编》有个名方——石莲汤，此方由人参 4.5g、石莲子 9g、粳米 30g 组成，专门治疗久痢引起的厌食症。

石莲子有两种，一种是莲房秋天坠入池中，日久捞起者，其莲子带壳；一种为树木所结之实，俗名鹍婆子，类似石莲子，其皮壳黑而光滑，其肉青黄而韧，打碎无心，味极苦，尝之令人欲呕，书云有毒，不得入药。余曾请教朱老，他所用的石莲子是睡莲科草本植物，所以无毒，可以放心使用。

目前，噤口痢在临床少见，余在临床中使用石莲子主要治疗以下3 种疾病。

1. 石莲子治疗肾炎蛋白尿

慢性肾炎蛋白尿的形成有多种原因，其中最主要的有两种：一是湿浊，一是虚。湿浊引起的，余常选用制商陆治疗，这个民间验方早有记载。对于虚引起，无论是气虚还是阴虚，还是肾精亏虚，皆可以在辨证的基础上加用石莲子、蝉衣、侧柏叶、苏叶、杜仲等，以固涩封藏。

2. 石莲子治疗放、化疗后厌食症

肿瘤放、化疗后最常见的就是胃肠道反应，如厌食、恶心、呕吐等，余常用经方半夏泻心汤加石莲子来保护胃黏膜，开胃进食。

3. 石莲子治疗慢性肠炎

慢性肠炎，表现为腹痛、腹泻不止，时有每日数十次不止，余常选经方乌梅丸、当归四逆汤、麻黄升麻汤加石莲子治疗。

二十二

天花粉为消瘀之佳品，善治消渴及癥瘕积聚

天花粉味甘、微苦、酸，性寒，归肺、胃经。《神农本草经》载其主消渴，身热，烦满，大热，补虚安中，续绝伤。余在临床中学习前人之法，应用天花粉治疗以下疾病疗效颇佳。

1. 天花粉治疗消渴

《金匮要略》载栝楼瞿麦丸主治"小便不利者，有水气，其若渴"，又有"百合病渴不差者，瓜蒌牡蛎散主之"。此二方皆能治疗消渴。余在临床中治疗消渴，非一方一法，有时升清降浊治在中焦，有时滋阴润肺治在上焦，有时填精化气治在下焦。凡口渴者皆重用天花粉生津润燥止渴。

2. 天花粉解疮家热毒

《医宗金鉴》治疗疮痈肿毒广泛应用天花粉，名方仙方活命饮用天花粉取其解热毒之功，张锡纯也在《医学衷中参西录》中阐述天花粉可解一切疮家热毒。疗痈初起者，与连翘、穿山甲并用即消；疮疡已溃者，与黄芪、生甘草并用，更能生肌排脓。

3. 天花粉清伏阳，消瘀血

前面两个功效，余临床经常使用，疗效很好，对于消瘀血之功效，余起初不甚明了。20 年前，曾遇一位外伤患者，自述因骑车不慎摔伤右下肢，在医院以续伤接骨方治疗两周，效果甚微。余介绍其去找一位民间伤科名家，一周后肿消大半，继续治疗一周，下地活动如常。观其方仅在原方加一味天花粉，别无特殊治疗。余感疗效神奇，后在治疗跌打损伤内服汤剂中加此一味，疗效倍增。后来又试用于治疗褥疮也取得很好效果。近年来在治疗晚期肺癌引起的疼痛上，余多采用天花粉为君，取其一药三用，穿山甲搜剔络道，柴胡、枳实、陈皮理气，大黄、芒硝荡涤败血凝瘀，鼠妇、血竭化瘀止痛，可取佳效。

4. 重用天花粉可消癥瘕积聚

古籍中的癥瘕积聚相当于西医学的良、恶性肿瘤。其病因大致为气、血、痰、瘀与外邪相搏所致，正虚为根本，所以治疗上当攻补同用。攻法当以破气、活血、祛瘀为主，故余总结出花水棱术汤，组成：天花粉15g，水蛭10g，三棱10g，莪术10g。根据辨证情况随证加减。

【医案分享】

王某，女，35岁。2019年2月2日初诊。

主诉：小腹疼痛1月余，加重1周。

病史：在无锡某医院诊断"小腹包块待查"，建议手术治疗。患者拒绝，求治于余。

刻诊：小腹疼痛，口干，月经量少色黑，舌暗，脉沉涩。

辨证：瘀血证。

治法：活血祛瘀，散结止痛。

方药：少腹逐瘀汤合花水棱术汤。

三棱10g，莪术10g，天花粉15g，水蛭10g，肉桂1g，没药6g，当归10g，川芎10g，蒲黄10g，五灵脂6g，鸡内金10g，延胡索6g，生姜10g，红枣6枚。15剂。

服用上方后月经来潮，血块甚多，腹部包块变软，疼痛消失。继用上方45剂，复查B超，未见明显肿块。

【临证心悟】

花水棱术汤是余总结之效方，即天花粉、水蛭、三棱、莪术，治疗癥瘕积聚效果颇佳。

二十三

栀子善清三焦之火，食管反流非其莫属

栀子苦、寒，归心、肺、三焦经。《伤寒论》中关于栀子的条文有以下几条：第76条讲余热内扰胸中："发汗吐下后，虚烦不得眠，若剧者，必反复颠倒心中懊侬，栀子豉汤主之"；第77条讲热郁胸中，"发汗若下之而烦热，胸中窒者，栀子豉汤主之"；第261条讲湿热郁蒸，热邪较重，"伤寒身黄，发热，栀子柏皮汤主之"；第79条讲热郁胸中兼中焦气滞，"伤寒下后，心烦腹满，卧起不安者，栀子厚朴汤主之"。

栀子，从仲景的条文中学习其配伍方法，如栀子配豆豉，不仅能治心烦失眠而且能治疗小便疼痛。余常用栀子豉汤加酢浆草；栀子配干姜，是寒热同用法，治疗胸膈有热，中焦有寒；栀子配黄柏，治疗黄疸热重于湿；栀子配厚朴，治疗腹满心烦不安，常见于小儿积食症。

栀子生用能泻心，炒黑能止血，因其苦寒故一般炒用。《伤寒

论》有明示：旧有微溏者，不可用也。而炒后无论大便性状如何皆可使用。

甘麦大枣汤治疗脏躁，这个我们皆熟悉，主要用于虚性脏躁。而对于实证脏躁而言，常用栀子配豆豉，加竹茹、菖蒲。栀子配豆豉，宣发解郁、清热除烦，而竹茹清化热痰，菖蒲开心通窍。

吴茱萸与焦栀仁的配伍，实崇左金丸之意，为何用焦栀仁替代黄连？黄连在脾虚寒夹热的情况下使用，恐其苦寒伤胃，但又要清散肝胃郁热，故选用焦栀仁为妥。焦栀仁归三焦经，作用远较黄连平和，既可清平肝木，又可清散脾胃之郁热，可制全方过于温燥，耗伤气津。其组方体现了温清补泻、辛开苦降合用的法则。功效温中补脾，清热散郁，因此中焦寒热、虚实夹杂得以兼顾。

诸位先贤，最善用栀子者，叶天士也。叶天士在《临证指南医案》中阐述栀子能"解其陈腐郁热，宣其陈腐郁结，微苦以清降，微辛以宣通"，特别适用于邪热弥漫三焦之证。例如上焦热痹，取栀子豉汤宣肺清热开痹，里热重者加黄芩。

余师其法总结出栀子豉汤合宣痹汤，治疗反流性食管炎有佳效。方药如下：炒栀子6g，豆豉10g，射干10g，郁金10g，枇杷叶20g，杏仁10g。

又总结出宣上清热渗湿法，治疗咳喘、浮肿皆有良效。方药如下：炒栀子6g，豆豉10g，杏仁10g，枇杷叶20g，茯苓30g，薏苡仁30g，通草10g，滑石10g。以栀子豉汤开胸散结清热，合杏仁、枇杷叶揭上盖、开下窍，合茯苓、薏苡仁、滑石、通草渗湿于下。诸药合用，可使肺气通，肺热清，水道通畅，喘咳、水肿必愈。

另外，栀子善治跌打损伤。民间验方消肿散，主治跌打损伤引起的瘀肿疼痛。药物组成：栀子 10g，杏仁 5g，红花 1g，蝉衣 1g，大黄 10g，冰片 2g，芒硝 10g，诸药打粉，与醋调匀，外敷患处，疗效甚佳。余在临床中，凡见疔疮痈毒及跌打损伤肿痛者，皆用本法。

【医案分享】

徐某，女，58 岁。2019 年 5 月 28 日初诊。

主诉：咳嗽、颜面浮肿 1 周。

病史：患者既往有慢性咳嗽病史，时常反复发作。近 1 周来，因外感后出现咳嗽加重，颜面浮肿，口干口渴，大便正常，舌苔黄腻，脉弦滑。

辨证：湿热郁滞于肺，肺失肃降。

方药：栀子豉汤与宣痹汤加味。

炒栀子 6g，豆豉 10g，黄芩 10g，杏仁 10g，蝉衣 10g，枇杷叶 20g，茯苓 30g，白茅根 30g，薏苡仁 30g，通草 10g，滑石 10g，生姜 10g，红枣 6 枚。7 剂。

二诊：药后咳嗽明显好转，浮肿消失，继以上方巩固治疗。

二十四

芦根能清肺胃之热，善治磨牙

芦根，甘寒，有清热生津、利尿之功。仲景治疗肺痈的名方千金苇茎汤，是以苇茎为君，取其中空直上可以清热。苇茎质地中空如肺之气管，配冬瓜子清热化痰，配薏苡仁上可清肺热，下可排脓，配桃仁活血祛瘀以消痈。故苇茎在肺痈的治疗中可大量运用，余之剂量一般为60～100g。芦根系苇茎之根也，余善用芦根作用有三。

1. 芦根善清肺胃之热

三阳合病引起的高热在临床中特别常见，临床表现为高热、寒战、恶寒、头痛、舌红苔黄、脉弦滑。余常用柴葛解肌汤加芦根、白茅根，退热效果甚佳。方药如下：柴胡24g，葛根30g，黄芩9g，生石膏30g，知母10g，羌活9g，白芷10g，桔梗10g，白芍10g，芦根60g，白茅根30g。一般的发热3剂即可。若遇高热不退往往有两种情况，其一邪热过甚，此时当加用羚羊角粉冲服；其二邪热内陷少阴，此时当合用麻黄附子细辛汤透邪外出。

2. 芦根止呕除烦之功甚强，又可治磨牙

磨牙之症，大多夜间多见，儿童时有发生，成人也见。磨牙多与"胃热""肝火"有关。其临床表现为口渴、口臭、口唇生疮、牙龈红肿、腹部灼热、小便黄、大便干结、舌苔黄厚等。取芦根30～100g，合柴胡加龙骨牡蛎汤。

3. 芦根治疗妊娠呕吐

妊娠呕吐的主要原因是肺胃有热，胃气上逆，余常用桂枝汤加鲜芦根30～100g，合灶心土100g，煎水频喝，疗效甚佳，无任何副作用。

【医案分享】

任某，女，27岁。2018年7月19日初诊。

主诉：妊娠40天伴呕吐2天。

病史：患者妊娠后，突发呕吐，口干，二便正常，舌苔白，脉细滑而弱。

辨证：营卫不和。

方药：桂枝汤加味。

桂枝 10g，白芍 10g，甘草 6g，芦根 30g，苏叶 20g，生姜 5 片，红枣 7 枚。3 剂。

二诊：药后呕吐止，余无不适。

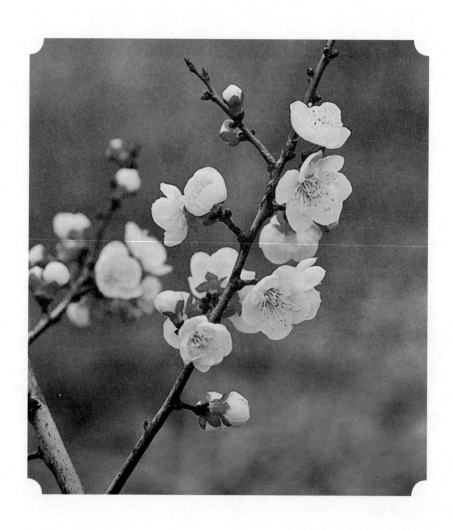

二十五

生地黄补心补肝肾，善于除痹

生地黄在唐代以前皆以干地黄俗称。干地黄的制法：鲜生地黄加黄酒放在笼上蒸熏两次而成。《神农本草经》载干地黄"味甘、寒，主折跌绝筋，伤中，逐血痹，填骨髓，长肌肉，作汤，除寒热积聚，除痹，生者尤良。久服轻身不老"。

仲景在《伤寒杂病论》中用地黄者有三条。

一是炙甘草汤，《伤寒论》第 177 条："伤寒，脉结代，心动悸，炙甘草汤主之。"

二是防己地黄汤，《金匮要略》载防己地黄汤"治病如狂状，妄行，独语不休，无寒热，其脉浮"。

三是金匮肾气丸，《金匮要略》载："男子消渴，小便反多，以饮一斗，小便一斗，肾气丸主之。"

从仲景的条文中可以悟出以下几点：

（1）补心用生地黄，如炙甘草汤重用生地黄。

（2）补肝肾用生地黄。

（3）生地黄的用量皆大，如肾气丸用干地黄八两，炙甘草汤用鲜生地黄一斤。

《千金方》中治疗虚劳十九方中三分之一用干地黄，三分之二用鲜地黄，以补虚抗衰老。孙思邈认为干地黄能补五脏，生地黄能补内伤不足。明代张景岳在《景岳全书》里面有四味将药，人参、附子、熟地黄、大黄，被称为"药中四维"。张景岳重补肾，重熟地，故后人送其外号"张熟地"。

余学习先贤之法，在生地黄的使用上颇有心得，举例如下。

1. 重用生地黄疗失眠

仲景在经典《伤寒杂病论》中治疗失眠有三个方，分别为酸枣仁汤、黄连阿胶汤、防己地黄汤。酸枣仁汤主要治疗肝血不足，虚热内扰引起的失眠。黄连阿胶汤与防己地黄汤相对，一个在气分，一个在血分。黄连阿胶汤病位在少阴，属于少阴热化证，阴气为阳热所灼，故心烦不得眠。黄芩、黄连苦寒以除心热，阿胶、鸡子黄甘以补血，芍药酸以收阴气。防己地黄汤治疗邪热入心入血证，表现如狂、妄行、独语不休，心火亢盛之候。

【医案分享】

王某，女，59岁。2018年5月24日初诊。

主诉：入睡困难20年。

现病史：入睡困难，甚则彻夜不眠，口苦，大便干，舌淡胖，苔薄白腻，脉弱尺脉尤甚。

辨证：肾精亏虚，火盛于上。

方药：防己地黄汤加减。

防己 10g，生地黄 60g，桂枝 10g，半夏 15g，茯苓 30g，酸枣仁 24g，延胡索 10g，龙胆 10g，牡蛎 30g，生姜 10g，红枣 6 枚。7 剂。

二诊：药后睡眠已经改善，以此方加减治疗 32 天，症状消失。

【临证心悟】

防己地黄汤于《金匮要略·中风历节病脉证并治》中主治"病如狂状，妄行，独语不休"，于《备急千金要方》中主治"言语狂错，眼目霍霍，或言见鬼，精神昏乱"，综观其二者表现，病机皆为肾精亏虚为本，心火亢盛于上为标，故方中以大剂生地黄为君。《成方切用》言："此亦风之进入心者也。风升必气涌，气涌必滞涩，涩滞则留湿，湿留壅火，邪聚于心，故以二防、桂、甘去其邪，而以生地黄最多，清心火，凉血热，谓如狂妄行独语不休，皆心火炽盛也。"防风升于上，防己降滞涩于下，桂枝平肝降逆火，木得桂则升。

2. 重用生地黄疗心悸

仲景以炙甘草汤治疗心动悸、脉结代。从组方来看，一组是补心阴的药物人参、麦冬、阿胶、麻子仁，又重用生地黄一斤，如果没有阳来温煦，那就是死水一潭；一组是桂姜、酒同煎，以通心阳。此方系心阴心阳双补之方，重用生地黄、麦冬、阿胶、麻子仁益血复脉，甘草的剂量仅仅是地黄的四分之一，又何以炙甘草命名？用甘草之意有二：一则甘草是补中之意，即小建中汤，孙思邈言：此方治虚劳不足，汗出而闷，脉结代，行动如常。二则能使断脉复续，故又名复脉汤。从本方中可以悟出，一是药物配伍之妙，生地黄配桂枝，阴中必有阳才能化气；二是心脏的生理，心主血脉，阳气是动力，当心出现悸动时，补阴可以止悸，元代医家李东垣从此处悟出的生脉散方，成为当代治疗心悸的主方；三是治疗心动悸的大法，即补心阴，通心阳，建中气。在用量方面，余学习诸家经验，炙甘草、生甘草同用，二者皆用 10g，生地黄、麦冬剂量皆用 30～50g，大枣用量一般30g，桂枝 10g 左右，水酒同煎。

3. 重用生地黄以除痹

已故名师姜春华先生善用生地黄治疗痹证。姜老云：其理论根据是《神农本草经》，经载生地黄能"逐血痹……除寒热积聚，除痹"。故姜老以大量生地黄（60～90g）配小量川乌来治疗顽痹。为什么这样来配伍呢？因川乌性刚猛，有伤阴耗血之弊，故与生地黄配伍可达到刚柔相济之效。

余在临床中应用防己地黄汤治疗失眠，治疗激素依赖性皮炎疗效甚佳。从防己地黄汤的组成中悟出，防己配生地黄为风湿病中典型配伍，故余在顽痹中经常使用，与虫类药配合搜剔有良效。

使用生地黄的注意事项：

（1）凡大便干者，生地黄可用 60g 以上。

（2）阴虚伴便溏者用生地黄时宜久煎，第一煎 60 分钟以上，既达滋阴又不会致泻。

（3）脾胃虚寒者，用炮姜配伍生地黄可避免因应用大剂量生地黄所致的腹泻。

4. 重用生地黄以疗皮肤之疾

30 年前，余之师兄跟随朱仁康老师学习，发现朱老善用生地黄治疗皮肤诸疾，其医案中除重用生地黄外，常与牡丹皮、赤芍二药为伍，收效颇为满意。吾兄随即请教朱老，朱老言其用药技巧是根据叶氏理论，热入血分"恐耗血动血，直须凉血散血"之意。在临床上，常见某些药物引起的药疹，周身泛起弥漫性大片红斑，此为毒入营血，血热沸腾，外走肌腠所致，故常用生地黄、牡丹皮、赤芍相伍，多能应手而愈。

多年来，余一直遵守先生之法广用生地黄配牡丹皮、赤芍治疗顽固性湿疹、荨麻疹、银屑病，疗效均佳。

【医案分享】

王某，女，50 岁。2018 年 6 月 24 日初诊。

主诉：面部红斑伴瘙痒灼热 3 年，加重 1 月。

病史：患者面部红斑、瘙痒，在多家医院诊断面部皮炎，予以激素治疗后反复发作，经朋友介绍求助于余。

刻诊：面部灼热，瘙痒，口干，睡眠差，便秘，舌淡苔白，脉浮细滑。

辨证：血虚风热上扰。

方药：防己地黄汤加味。

防己 7g，生地黄 60g，防风 10g，桂枝 10g，党参 10g，生石膏 60g，白蒺藜 20g，川椒 5g，酸枣仁 20g，延胡索 10g，菊花 30g，生姜 10g，红枣 6 枚。7 剂。

二诊：药后面部灼热感消失，红斑好转，继予原方巩固治疗。2 周后皮疹完全消失，无失眠、口干、便秘等症状，以温潜法善后。

【临证心悟】

从临床症状来看，面部红斑，灼热，脉浮细滑，其病机属血虚风热内扰，与防己地黄汤病机一致，故选防己地黄汤加减，其中重用生地黄侧重于养血凉血，养血息风也。

二十六

赤芍可疗乳腺炎症，重用可退黄

赤芍，味酸、苦，性微寒，归肝、心、脾经，入血分，有清热凉血止血、祛瘀止痛之效。《神农本草经》曰："芍药，主邪气腹痛，除血痹，破坚积寒热，疝瘕止痛，利小便，益气。"在临床中，余使用赤芍主要在以下四个方面。

1. 重用赤芍退黄疸

民间有一个验方叫赤芍散，组成：赤芍 60g，生地黄 15g，葛根 30g，莱菔子 30g，丹参 30g，大黄 6g，玄明粉 4g，茵陈 12g，黄芩 15g。黄疸一般属于肝胆湿热的较多，其中有一种特殊类型的叫淤胆型肝炎，其主要病机为：瘀热胶结壅滞于胆道，入血引起黄疸。其特点主要是黄疸比较深，属于深黄色，胆红素高于普通型黄疸数倍，症状往往伴有口干口渴、脉弦、腹胀、便秘等阳明腑实证。治疗上，瘀热发黄，余常用凉血化瘀法，就是用赤芍散这个方，疗效非常快。《药品化义》一书论述"赤芍，味苦能泄，酸味入肝，专泄肝火，益肝造血"，用于清热凉血，为退黄之上品。一般的黄疸型肝炎，余之常用方如下：茵陈50g，败酱草30g，黄柏15g，通草15g。这个方对于一般的黄疸，退黄效果相当好。

治疗黄疸，我们当知道有以下几个问题：

（1）早期有表证的时候，如恶寒发热，一定要先解表，可用麻黄连翘赤小豆汤合用荆防败毒散，但是这个证候持续时间比较短，有时一天，最多两天。

（2）要分清湿与热的轻和重，湿偏盛的，一定要在治疗中兼顾阳气，热偏盛的，一定要兼顾阴液。《金匮要略》云："见肝之病，知肝传脾，当先实脾。"但是在急性黄疸型肝炎当中，这句话是不太适合的。黄疸的病位，主要在肝，由肝及脾引起的腹胀、乏力、不欲饮食，所以治疗上还是以疏肝解毒为要。健脾之品容易壅滞气机，所以白术尽量少用。包括参类的选择，如果这个人体质比较虚，只能选择太子参，平性的，不壅滞气机。

（3）在黄疸型肝炎后期，可以佐以活血化瘀之品，如赤芍、三七、丹参等，可使气机通畅，瘀滞消除。但是切记一点，破血之品，如三棱、莪术等，易耗气伤阴，切不可妄投！

（4）饮食禁忌，饮食应该清淡，忌油腻，鸡蛋和肉类在黄疸期最好不要吃。

2. 重用赤芍凉血消斑

全身皮肤红斑灼热，常见于银屑病之红皮病型，这是急危重候，易恶化之势。一般的银屑病，遇到诱发因素，或治疗不当，极易发展成红皮病，更易出现关节症状，伴高热时容易引起循环衰竭，造成死亡。在临床中如何去截断疾病的发展进程是关键。从局部症状来看，皮肤灼热、灼手，伴口干口渴，舌红苔黄，脉弦滑数，余以犀角地黄汤合用白虎汤加银花、连翘。方药：水牛角 15～30g，生地黄 60～100g，赤芍 60g，牡丹皮 20g，生石膏 100～200g，知母 30g，金银花 60g，连翘 15g，青黛 5g。连续服用，一般 10～20天会有明显好转。而后大便变稀，皮肤不灼热了，改为凉血解毒而善后。

3. 重用赤芍治乳腺炎

芍药甘草汤是《伤寒论》中酸甘化阴之方，由白芍、炙甘草二味组成，主治腿挛急，或腹中疼痛。由于配伍精炼，药效专注，如能运用得当，确有显著疗效。余在临床实践中，曾用酸甘化阴之法，运用经方芍药甘草汤加味，治疗腓肠肌痉挛、胃痉挛及胃脘疼痛等均有卓效。余受其启发，改白芍为赤芍，总结出赤芍甘草汤。方药：赤芍 30～60g，甘草 15～20g。治疗红肿热痛型乳腺炎有佳效。

4. 重用赤芍治疗肝脾肿大

肝脾肿大是慢性肝炎的主要体征之一，治以活血化瘀软坚，确有良好的效果，但亦必须参合辨证分析，注意久痛正气不足的一面。所以古代医学家指出"壮人无积，虚人则有之"的说法，因而治疗时必须掌握"衰其大半而止"的原则。且肝为藏血之脏，体阴而用阳，化瘀活血，攻伐太过，往往容易发生病情反复或加重。余在临床中经反复筛选，最后选出几味缩小肝脾肿大的药物，主要是赤芍、丹参、鳖甲，其次是牡蛎、桃仁、红花、三棱、莪术。

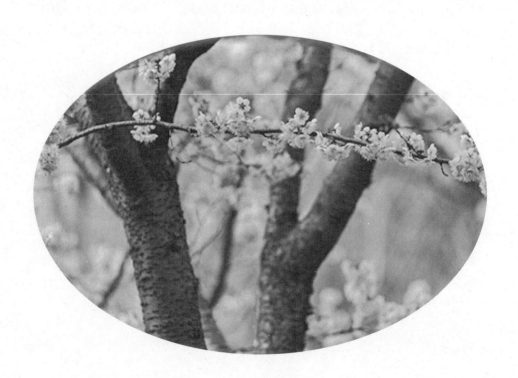

二十七

白槿花清下焦之热，凉血排脓

白槿花性味苦寒，其功清热解毒，凉血消肿。民间验方载其为痢疾特效药，一般红痢用红木槿，白痢用白木槿，红白相兼则红白花各半与红糖同煎。

20年前读《冷庐医话》有载：白槿花治赤痢甚效，凡见赤痢者以花5～6朵，瓦上焙之，调白糖水，服之而愈。余临床试之治疗痢疾果效。后跟师朱良春老先生学习时，见朱老处方中白槿花使用频率高，特别是治疗肠道疾病，遂请教朱老妙用之理。朱老指出，白槿花治痢有三，一是清热解毒，二是能入血分，凉血排脓，三是性滑，能缓下痢之后重。另外，白槿花善除下焦之湿热，故可用来治疗泌尿系统感染之症及妇科炎症。于是，后来在临床实践中广而用之，如非特异性结肠炎表现痢下脓血者，余常常使用木槿花配地锦草、刘寄奴；肠癌患者中有脓血便者，余即在辨证方基础上加用木槿花、乌梅炭、干姜炭，皆取得非常好的疗效。复杂性尿道炎在辨证基础上，加用木槿花配车前草皆可应手而愈。

【医案分享】

宋某，男，29岁。2017年9月11日初诊。

主诉：泻下脓血便伴腹部隐痛3月余。

病史：患者3个月前，因饮食不慎，出现腹痛，继之脓血便，在无锡某医院诊断慢性结肠炎。经过西医治疗，症状好转，但时常反复。

刻诊：腹时痛，时有脓血便，口干，畏寒肢冷，舌苔白腻，脉细弦。

辨证：厥阴寒热错杂。

方药：乌梅丸加味。

乌梅10g，当归10g，细辛5g，黄连6g，黄柏10g，附子10g，干姜3g，肉桂3g，白槿花30g，铁苋菜30g，血余炭10g，白芷炭10g，甘草6g，生姜10g，红枣6枚。14剂。

以上方加减3月余，临床症状消失。

二十八

生大黄能走能守，斩关夺将治疗危急重症

大黄性味苦寒，能泄热毒，破积滞，行瘀血。《神农本草经》载：大黄"味苦寒，主下瘀血，血闭，寒热，破癥瘕积聚，留饮宿食，荡涤肠胃，推陈致新，通利水谷，调中化食，安和五脏"。余读《伤寒论》及《金匮要略》发现，仲景对大黄的运用独具匠心，考《伤寒论》《金匮要略》方剂，仲景用大黄者有数方，兹举例如下。

（1）大柴胡汤　此方由大黄、枳实、柴胡、黄芩、芍药、半夏、姜、枣组成，乃和解少阳与泻阳明里实二法之合方，适用于少阳阳明合病。证见寒热胁痛、口苦、呕不止、郁郁微烦、心下满痛、大便不解，或协热下利、舌苔黄、脉弦有力者。

（2）大陷胸汤　此方由大黄、芒硝、甘遂组成，能泻胸中实邪，使其从二便出。

（3）大黄附子汤　此方由大黄、附子、细辛组成，为温下冷结之方。《金匮要略》用以治腹满寒证，胁下偏痛，发热，脉弦紧，舌苔

白者。

（4）三承气汤 众所周知，三承气汤分别是调胃承气汤、小承气汤及大承气汤。

调胃承气汤由大黄、芒硝、甘草组成，能泄热和胃，软坚泻下。《伤寒论》用以治因胃肠燥实，热郁于胃，气滞痞满不甚的阳明胃肠燥实证。

小承气汤由大黄、枳实、厚朴组成，能泄热行气，消痞除胀满。若燥热郁结肠胃，腑气失通，大便初结，虽硬尚未成燥屎，症以痞、满、实为主，宜此方。

大承气汤由枳实、厚朴、大黄、芒硝组成，是三承气汤中泻下能力最强者。仲景论述大承气汤证有十余条，总为阳明里实，肠中有燥热之邪，见痞、满、燥、实、坚等症，甚则狂妄谵语。此时当用此方泻之，使邪热去，燥实通。

（5）大黄牡丹皮汤 此方由大黄、牡丹皮、桃仁、冬瓜子、芒硝组成，能泻火解毒，泄瘀热，消痈肿。《金匮要略》将其作为治疗肠痈的专用方剂。

（6）三物备急丸 此方由大黄、巴豆、干姜组成，亦为温下之方，主用大黄配巴豆，治疗心火急病、暴病百出。《金匮要略》用以治卒然心腹胀痛，脘腹胀满凸起，二便不通，甚则痛如锥刺，面青气急，口噤，舌苔白，脉沉紧者。

仲景示人以法，余巧用其药。大黄可走可守，斩关夺将，举例如下。

1. 峻下

峻下热结时，大黄常配伍芒硝使用。大黄、芒硝均为攻下药，二者配伍治疗阳明腑实病证，以涤荡肠胃实热燥结而泄热通便。大家普遍以为，"痞、满、燥、实、坚"是使用大承气汤的准则，而余有自己的一套使用标准。余认为，临床俱见"痞、满、燥、实、坚"的患者并不多，但仍有使用大承气汤的机会——如果体质强壮之人，出现腹痛拒按、大便不通、脉弦滑有力即可使用。大承气汤也可以急下存阴。

峻下冷积时，大黄常以大黄配伍附子使用。对于脏腑间沉寒痼冷、夹有积滞而成冷积里实者，下之则阳气亦再度受损，温之则积滞难去，故仲景取大黄、附子，创温下之先河。如果是老年人，正气本虚，出现腹痛拒按、大便不通、脉出现弱而沉取弦滑的情况，可用之。

2. 活血止血，引血下行

脑出血急性期时，气与血并于上，使人薄厥，当引血下行。若有大便不快症状，可重用大黄 20 ～ 40g，引痰热下行，腑气一通，急病即缓。以此思路治疗脑出血效颇佳。

余临证常用三黄泻心汤治疗胃出血；重用大黄加用三七、白及治疗肺络出血。

大黄，大苦大寒，走而不守，每每用于止血。每遇支气管扩张，经常反复发作的大咯血，可用生大黄 20g 配花蕊石，另外一组是桑白皮配合欢皮，第三组是黄芩配仙鹤草，严重者合用十灰散或生地榆，一般用一至两剂，咯血就会停止。使用技巧是大黄一定用 20g，取其火降血下之功，出血最主要的治法就是火降血下。另外，上消化道大出血，我们常用大黄 5g、白及 5g，研成细末，每天口服 4 次，止血效果很好。

3. 止痛

大黄止痛有良效，尤其是治疗下肢痛。余在长期临证过程中总结出以下规律——大黄用量 3 ～ 5g 可解除肌肉痛；用量 30 ～ 50g 可解经脉疼痛，下肢效果尤佳；在腰椎间盘突出的治疗中，特别是疼痛比较剧烈的，或者伴有大便秘结的，在辨证基础上可以加大黄 10 ～ 30g 起到通腑止痛之功，而无泻下之弊。大黄久煎以后无泻下作用，只有活血止痛之功。急性尿路结石引起的肾绞痛，也是用附子配大黄，一边攻下一边温阳。

4. 降压降糖

现代的"三高症"患者非常多，血糖高又伴有血脂异常，见口干口苦、大便干结者，可以直接选用大柴胡汤，既降血糖又能降压降脂；伴三焦火甚者，可以选用防风通圣丸，此方可表里相通，和气调血，疏利三焦，通行二便，是表里上下、气血通调之良方。余提出糖尿病之病理，胰腺的肿胀，胰腺管的堵塞，在这两个阶段，应用上方皆有佳效。

5. 治疗精神疾病

余在临床中治疗精神类疾病，特别是癫狂病多从痰火论治，治疗痰火，当以大黄为君。因大黄味苦、性凉，能入血分，破一切瘀血，其气香，故兼入气分，以攻决为用，下一切痰热燥结。此时可重用大黄30～50g，甚则100～120g以引痰火下行，清化痰热，活血化痰，从而治疗此类精神疾病。

6. 治疗消化疾病

余在治疗单纯性肠梗阻时，常用大黄、莱菔子、沉香、木香，取其峻下散瘀之功；治疗急性阑尾炎时用大黄牡丹皮汤，加红藤、败酱草，取其泻热通便、祛瘀解毒之功；治疗脂肪肝时常用大柴胡汤合千金苇茎汤，大黄重用20～30g，效果良好。

大黄还可用于慢性结肠炎。慢性结肠炎主要表现为便秘与腹泻交替，这个时候治疗的重要技巧就是：究竟附子用10g还是20g？大黄用2g还是3g？而这主要依患者体质和脉象决定。如果患者脉象非常沉、弱，可能附子要用15g，大黄用3g；如果脉象沉而有力、弦滑，则附子用5g，大黄用10g，这是辨证和药量技巧。

大黄善治胆囊炎。余在临床当中，治疗胆囊炎不论寒热虚实，在辨证基础上一般加入木香、大黄。六腑以通为用，木香可以理气止痛，大黄通腑消炎，这两味药也是一个典型的配伍。

7. 治疗尿毒症

余常用大黄与附子相配，可以达到温下之功，历代医家都非常重视这个配伍。凡是阳虚寒结的瘀滞不解，皆可以运用，其脉象特点主要是沉弦或沉紧，按之有力。附子配大黄用于尿毒症，特别是尿毒症晚期，出现阴阳气血逆乱，浊阴上犯，阳虚为本，此时以附子配大黄温阳泄浊，清除体内毒素。

8. 外用疗多疾

大黄打粉外用乃余独到经验——急性阑尾炎时，可用大黄50g，芒硝100g打粉外敷；火毒痈疽疔疮时，可用大黄配绿豆（配伍比例2：1）打粉外敷；急性湿疹时，可用大黄、黄芩、黄连打粉外敷，均有良效。

【医案分享】

金某，男，41岁。2018年7月21日初诊。

主诉：夜寐不安20余年。

病史：夜寐不安多年，患者年轻时曾受惊吓，现时常想起。

刻诊：夜间易大声惊叫，惊叫时不醒，醒后神智清晰如常人。口干，小便可，大便少，2～3天一次，舌暗红，苔白腻，脉左关沉弦稍滑。现服抗抑郁药物。

辨证：瘀热内结。

方药：柴胡加龙骨牡蛎汤加减。

柴胡 10g，黄芩 9g，半夏 12g，红参 10g，茯苓 30g，桂枝 10g，龙骨 30g，牡蛎 30g，大黄 30g，青礞石 20g，枳壳 10g，竹茹 20g，甘草 6g，生姜 10g，红枣 6 枚。14 剂。

以此方加减一月余症消失，继续以本方加减治疗。

【临证心悟】

余此处重用大黄 30g，一方面起到祛瘀生新之效，一方面与礞石配伍，取其下行祛痰之用，以祛顽痰。统观全方，以柴胡加龙骨牡蛎汤调逆乱之气、解少阳之郁热，以大黄行瘀滞之血，以礞石下胶固之痰，以龙牡重镇定惊，可谓全面。

二十九

芒硝善消结石，黄疸也佳

　　芒硝治疗结石，古今有之，然治疗结石、黄疸的技巧，在于配伍。《伤寒》《金匮》《外台》诸书，茵陈、大黄、栀子、黄柏、芒硝等药为治黄要药。其中芒硝性味咸、微苦、寒，入胃、大肠经，能润燥软坚，清热解毒，消六脏积聚，并除久热。《药性本草》更谓芒硝可治黄疸。古代医家之言：治黄不利小便，非其治也。然余认为，通利大便更是重中之重，让邪热有出路，这是祛邪重用之法。

　　考黄疸之治法，有的是从肺窍治，取苦丁香，碾末，塞鼻中，男左女右，鼻中流出黄水即验；有的是化湿利小便法如净疸汤，以茵陈60g、猪苓15g、豆豉10g、生姜皮10g，水煎服；有的是以胆治胆法如猪胆蛋方，治疗黄疸极效，以猪胆一个，鸡蛋一枚，调匀，此为三天剂量，温水送服；有的从攻下治疗，如遇重症黄疸，常常伴有痞、满、燥、实及血瘀证，余常采用攻下化瘀法，用芒硝配大黄、茵陈、金钱草、丹参、青黛、赤芍，重者加生石膏、羚羊角配合西药来治疗。

《本草求真》谓"芒硝能消五金、八石"，并云"以大黄为使"，故芒硝应为排石主药。因此，胆囊炎、胆石症治疗中以小柴胡汤，或大柴胡汤，或柴胡桂枝干姜汤，加木香、威灵仙、金钱草治疗，不必局限便秘与否皆可用芒硝。而对于肾结石，余常用大黄附子汤、猪苓汤加芒硝配桂枝，通阳而排石，疗效甚佳。

【医案分享】

江某，男，50岁。2019年5月22日初诊。

主诉：小腹疼痛伴小便不利2天。

病史：患者继往有肾结石病史，近两天来出现小腹疼痛，自服抗生素好转，遂去医院，诊断为输尿管结石。西医建议碎石，患者要求中医治疗。

刻诊：小腹隐痛，小便不适，口干，腰酸，大便正常，舌苔白腻，脉细弦。

辨证：肝郁肾虚，湿热内停。

方药：四逆散合猪苓汤加芒硝、桂枝。

柴胡10g，枳壳15g，白芍24g，甘草9g，猪苓20g，茯苓30g，滑石15g，阿胶10g，泽泻10g，芒硝5g，桂枝10g，金钱草30g，海金沙15g，生姜10g，红枣6枚。7剂。

药后患者电话告知：药进3剂，有1块结石排出，余无不适，续尽剂。

【临证心悟】

结石可分阴阳，在肾属阴，可温可补；在输尿管、膀胱属阳，可化可利。四逆散可扩张输尿管，猪苓汤利尿排石，芒硝配桂枝是余临床常用排石之对药，可根据舌苔情况，决定二者药量比例。如舌红便干者，可多用芒硝化石，少用桂枝。

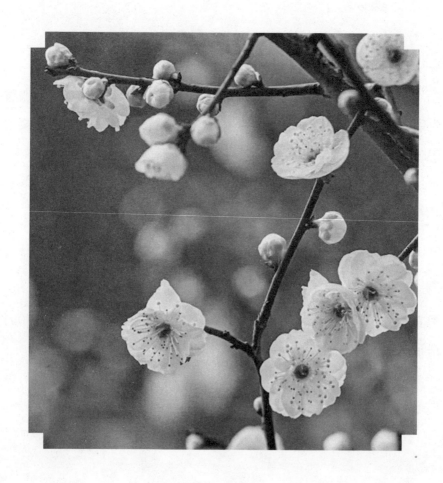

三十

麻子仁得失录

余的中学老师患心肌梗死后出现心律失常，经西医抢救治疗，病情好转准备出院，却因大便干结努挣后突然出现面色苍白，口唇紫绀，大汗淋漓，经抢救无效而去世，实为惋惜。后来病例讨论得知，很多冠心病患者皆有大便干结史，极易出现意外。余开始对《伤寒论》的炙甘草汤进行重新思考，为何在炙甘草汤中加入麻子仁一味药？查阅现代资料得知，中医运用炙甘草汤时，很多人不太重视麻子仁，余认为麻子仁在此方中起到极其重要的作用，不可等闲视之。按照西医学观点，心功能衰竭患者大多数伴有胃肠道瘀血，便结是常见的症状，腑气不通可加重心肌缺血。虽然方中麦冬、生地黄、阿胶皆柔润之品，但终究不能起到通便作用，诸药得麻子仁后，大便多润滑易解，矢气频频，所以通便法对重症心梗患者至关重要，无论是心梗初期，还是恢复期，皆应时时关注这个问题，希望同道重视。

注意：使用麻子仁时由于麻子仁壳较厚，煎时成分不易全部煎出，故宜捣碎以便药物成分全部煎出。

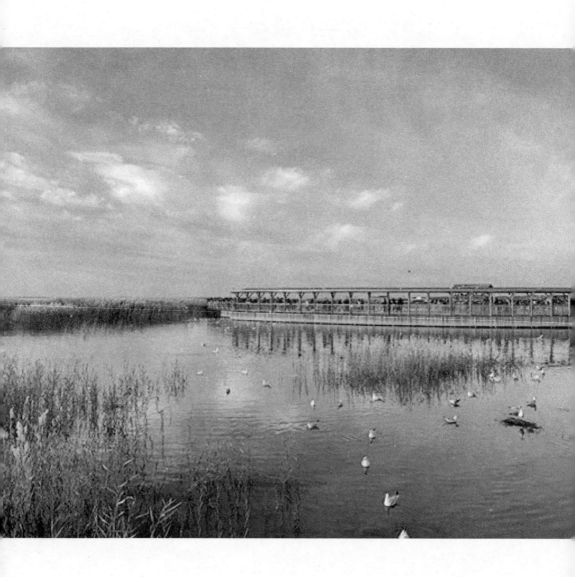

三十一

牵牛子泻水逐痰，善消卵巢囊肿

牵牛子泻水之功有诗为证：

> 小便不畅有何难，无端愁绪满心间。
>
> 水煎牵牛连口咽，方知此方效神奇。

诗中的牵牛治疗小便潴留有佳效。

牵牛子味苦，微辛，性寒，有小毒，归肺、肾、大肠经，功效泻下、逐水、消积、杀虫。

牵牛子之用，有黑、白之分，王好古言："色白者泻气分湿热，上攻喘满，色黑者破血中之气。"余在临床中多次黑、白丑合用，治疗多种疾病，其疗效相差无几，故一般等量同用。关于牵牛之功效，历代医家褒贬不一，有言专主去积逐水实证者，有言牵牛因猛悍而不要广其用者。《景岳全书》载黑丑"味苦辛，热，气雄烈，性急疾，有毒。下气逐水，通大小便，善走气分，通水道，消气实气滞水肿，攻癥积，落胎杀虫，泻虫毒，去湿热痰饮，开气秘气结，凡虚弱之人须忌之"。余认为，凡攻坚破积之品，只要善用，把握时机，每于临床起疑难大症。

1. 治疗肾炎水肿，尿毒症水肿，肝硬化腹水

无论中焦湿热壅滞之症，或是食积潴留之候，还是肾阳衰惫，皆可用牵牛攻之、逐之、消之。治疗这类疾病，余主张用熟牵牛。此药经过炮制，一可减其毒性，二可缓其燥烈，三可去其辛辣刺激之味。总之，凡有实滞之象者均可用之，其剂量为15g，体质强壮者可用至30g，不必诚惶诚恐。多年来，余按上述剂量治疗此类患者，未出现意外情况。

消腹水验方，药物组成：黑白二丑、广木香等量。制作及用法：上药共研极细末，过筛即成，每日一次，每次2~3g，清晨空腹时用温开水冲服。功用行气逐水，主治肝硬化腹水。注意：此方用于实证，中病即止。

2. 治疗卵巢囊肿

卵巢囊肿在临床非常常见，余善治此疾，疗效甚为满意。余认为卵巢病位在肝经所过之处，与任脉、带脉关系密切。其病理因素是痰饮，不过病位较深。肝主血，腹为三阴之地，痰与瘀血相互搏结而成。故在治疗上，气滞者选四逆散，肝寒者选当归四逆汤，寒热错杂者选乌梅丸。化痰饮最得力之药是牵牛；化瘀者有水蛭、土鳖虫、蒲黄、五灵脂；补任脉首选药物是龟甲；带脉方有当归芍药散、完带

汤，主要药物是白术、山药。思路方法有了，此病一攻即破。

【医案分享】

丁某，女，36 岁。2017 年 4 月 23 日初诊。

主诉：下腹疼痛 3 个月。

病史：3 个月前，患者无明显诱因出现下腹疼痛，遂去妇幼保健医院行 B 超检查，示卵巢囊肿 98mm×66mm×46mm 大小。有慢性盆腔炎病史 3 年，少量盆腔积液，末次月经 4 月 1 日，医院建议手术切除，本人深信中医能消除囊肿。

刻诊：小腹坠胀牵引腹股沟疼痛，头晕，睡眠浅，口干，大便不成形，舌淡，苔白腻，脉左关弱。

辨证：厥阴寒热错杂证。

方药：乌梅丸加味。

乌梅 10g，细辛 3g，黄连 6g，黄柏 6g，肉桂 3g，红参 10g，当归 10g，制附片 7g，炮姜 10g，龙骨 30g，牡蛎 30g，酸枣仁 20g，炒牵牛 10g，延胡索 10g，枳壳 10g，生姜 10g，红枣 6 枚。7 剂。

之后随着症状改变逐步加入水蛭、土鳖虫、鳖甲、牡蛎等中药。服药期间同时服用醋制胶囊（醋制囊肿丸系余之经验方）。因其母亲极力主张手术，故前去医院复查 B 超，医生反复检查，非常惊讶，连声说"中医太伟大"，出报告示：卵巢囊肿缩小至 25mm×22mm×19mm。此时服中药整整 2 个月。

在传统观念里，大家公认囊肿超 5mm 以上，中药效果差。余治疗多例 5mm 以下的卵巢囊肿患者效果非常好。近年来，大囊肿发病率越来越高，最大一例遇到 180mm 大小来求治，服用 15 剂中药后，阴部下黑色块状物数块。但之后患者因为害怕直接去切除了一侧卵巢，非常可惜。

传统中医治囊肿皆以桂枝茯苓丸治疗，余反复验证认为疗效平平。后余思索，卵巢囊肿的部位正是肝经所管，故可从肝论治，实在少阳，虚在厥阴，重点应调气化，让五脏生克制化功能正常，结合专病专药，囊肿自消，此道法自然也。

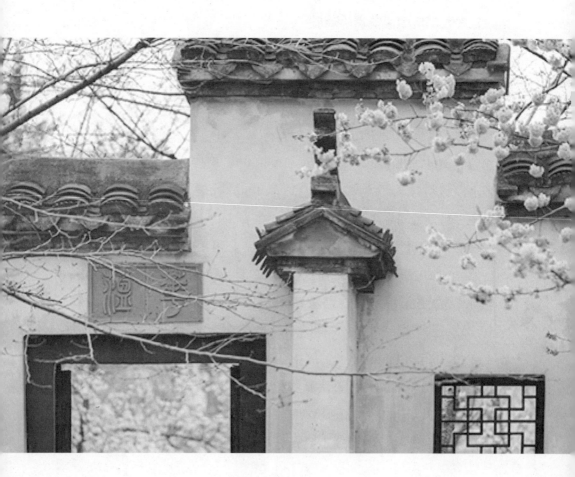

三十二

对话巴豆

余与友人曾就巴豆进行对话，节选如下。

友人："今向您请教有关巴豆的产地、制法、服法及注意事项等。听说此物治病有'神效'。"

徐书："您在哪里看到记载有神效？"

友人："雄黄圣饼子。"

徐书："您研究此药好长时间了吧？"

友人："看到您的《杏林碎金录》关于巴豆的记载，您的见解更是令人称奇。"

"师传法"相关对话：

徐书："我的师传法是巴豆一枚放入红枣内，麻绳固定火上烧至黑色，放在白纸上碾碎分两次饭后吃。毒性不大，只要患者正气尚可，大胆使用。肠癌我常用此法。"

友人："患者也不腹泻吗？"

徐书："半颗巴豆去油了，配红枣肉不会腹泻。泻多了，喝冷水即止。"

友人："友情分享，巴豆可用于减肥，多获良效。一物之功可抵温氏奔豚汤。"

徐书："您说减肥法怎么用？"

友人："用猪肉炖，用量很大。"

徐书："一次用多少？连续用几天？"

友人："我平时十分关注巴豆的相关信息。用于减肥源于一中医名家之后的经验。我对具体递增的量的控制尚未完全把握，等全部掌握后予以解秘。方法：巴豆30g，同猪瘦肉半斤，山楂30g，茯苓30g，泽泻15g，荷叶15g，共煎2小时。从小剂量开始口服，逐渐加大剂量。特点是巴豆可以祛顽痰。巴豆有毒，压霜去油，一般半粒起用，一粒如松子大小。不去油以吐为主，去油以泻为主，效果很好，掌握好的话，副作用比大黄小很多。"

徐书："油既是毒药也是良药，大枣烧巴豆法是祛油解毒最好的办法，况且大枣能固中焦之气。"

友人："您还用此治疗过何种疾病？"

徐书："肠炎、痢疾、疮毒、乳腺纤维瘤，皆有很好疗效。"

按：雄黄圣饼子，来源于《脾胃论》卷四。主治：一切酒食所伤，心腹满不快。组成：雄黄、巴豆、白面。用量：雄黄15g，巴豆100枚（去油、心、膜），白面300g（炒，筛两次）。用法：上三味，除白面外，余药同研细末，再与面和匀，用新汲水搅拌和作饼，如手大，以浆水再煮至浮于水上，漉出，看硬软，捣作剂，丸如梧桐子大，然后捏作饼子。每次服 5 ~ 7 饼，渐加至 10 ~ 15 饼，空腹时用茶或酒送下。嚼食一饼，利一行；二饼，利二行。

余有一疗肿验方——巴黄散。

方药：巴豆、姜黄、僵蚕、郁金、牙皂、雄黄、苍术，各等分。制法：巴豆不去油，用上药共研细末过筛，瓶装备用。服法：先备冷米汤两大碗，或冷开水亦可，根据患者体质强弱，用量 1 ~ 1.5g，温开水送下，待腹泻二次后，即服冷米汤，只服药一次。用本方必须依上述服法，临床未见不良后果。功用：解毒通络，祛痰除湿。主治：多发性脓肿，毛囊炎，阴性疮疡也可使用。

后续：然巴豆壳之功效少有人知，民间经常把巴豆壳点燃，吸入烟味，能使矢气通畅，对肠腑有良好的排气作用，因而选治于肠梗阻。

余治疗肠梗阻的经验方：巴豆壳 10g，枳壳 10g、槟榔 10g、沉香 3g。

加减法：湿浊瘀滞较甚的，可辅以三棱、莪术、制大黄、川朴；正气衰竭出现厥脱危象的，可配合红参、附片、当归，回阳救逆。一般药后即能迅速排气而使症情减轻。无论与大黄、厚朴同用，还是配合参、附，均未见不良反应。说明巴豆壳入煎剂有行气理滞之功，是治疗肠梗阻比较安全的有效药物。另外，加巴豆壳能减巴豆之毒，所以在使用巴豆时候应与壳同用。

三十三

巴豆急症生用，缓症熟用

关于巴豆，余总结了四句诗：

> 巴豆生猛如虎狼，性急毒烈如野马。

> 配伍得当需妙法，陈寒痼疾皆可拔。

张仲景、孙思邈、孙一奎等历代医家多善用巴豆，尤其是张仲景，用三物白散治寒水结胸，其组成为巴豆、桔梗、川贝母，可用于治疗上焦病；用三物备急丸治下焦病，其组成为巴豆、干姜、大黄。

王好古云：巴豆可通畅大便，也可止泻。孙一奎在《赤水玄珠·积聚门》中有 41 个方子，其中有 14 个应用巴豆。代表方为温白丸，由川乌、紫菀、菖蒲、柴胡、厚朴、吴茱萸、皂荚、桂枝、茯苓、干姜、人参、黄连、巴豆、肉桂、川椒组成。主治心火积聚久壅，痞块大如杯碗，黄疸呕吐，满闷，上气胀满，心下坚结等。

《本草约言》载："巴豆，味辛，气热，有大毒，急症生用，缓症熟用。能消坚积，荡脏腑之陈寒，通闭塞，利水垢之道路，犹斩关夺门之将。"余20世纪90年代跟诊陈瑞山老先生，陈老乃善用巴豆之高手，指出巴豆之作用如下：①急攻，可通利水谷之道，去皮、心、膜、油，生用；②缓攻，可消磨坚积，放锅中，炒烟出，令紫褐色，研末去油，可通肠止泻，有通因通用之效。

现列举运用巴豆的方剂如下：

（1）巴豆散

组成：巴豆霜1g，杏仁2g，木香3g，沉香、槟榔、葶苈子各4g。

主治：专消肝癌、腹水。

用法：每次1～3g，可视病情轻重决定其用法。若泻下力弱，可令其服温水一碗，当场即泻。若泻下过重，可服凉粥一碗，下利即止。

（2）巴牛丸

组成：巴豆50g，朱砂5g，狗宝10g，全蝎50g，牛黄10g。

主治：食管癌。

用法：每日3次，每次2g，黄酒送下。

方解：巴豆泻寒通窍，朱砂镇静安神，全蝎通络止痛，狗宝降逆开郁，牛黄清心开窍。

（3）麝巴丸

组成：巴豆50g，麝香5g，羚羊角10g，朱砂5g，血竭50g，雄黄5g。

主治：用于热毒壅肺而致肺积之症。

用法：每次2g，每日2次。

方解：巴豆泻寒通窍，朱砂镇静安神，血竭散瘀定痛，麝香开窍通络，羚羊角平肝息风。

（4）三物白散

组成：巴豆 10g，桔梗 30g，川贝母 30g。

主治：寒实结胸，用于咳而胸满，振寒脉数，咽干，吐腥臭浓痰。

热实结胸者，可调整剂量：桔梗 60g，巴豆 3g，贝母 60g。

（5）变通三物备急丸

组成：大黄 30g，干姜 30g，巴豆 3g。

用法：蜂蜜调服，每次 2～3g。

主治：心腹胀痛、口苦等症。

方解：此方破结化滞，利胆腑，方中干姜健脾安中，巴豆攻中破结，大黄推陈出新。

【医案分享】

钱某，男，55 岁。2017 年 12 月 26 日初诊。

主诉：干咳半年余，加重 1 月。

病史：患者半年前突发咳嗽，以干咳为主，中西医治疗乏效，后咳嗽大量脓痰，在浙江某医院诊断为中央型肺癌，医院建议放、化疗，患者拒绝，遂求治于中医。

刻诊：咳嗽，咳吐大量脓痰，下午加重，下肢轻度浮肿，午后低热，体温 37.8℃。口干，大便干，2～3 日一行，小便黄赤，脉弦滑，右寸搏指有力。

辨证：少阳阳明少阴合病。

方药：以葶苈大枣泻肺汤、四逆汤、千金苇茎汤加减。

葶苈子30g，鱼腥草30g，柴胡10g，黄芩10g，生石膏30g，炮姜10g，枇杷叶30g，桃仁10g，冬瓜子30g，杏仁10g，蜂房10g，石韦30g，全蝎10g，生姜7g，红枣6枚。14剂。

同时服用麝巴丸。此方加减治疗9个月，复查CT示病灶稳定，未见转移。

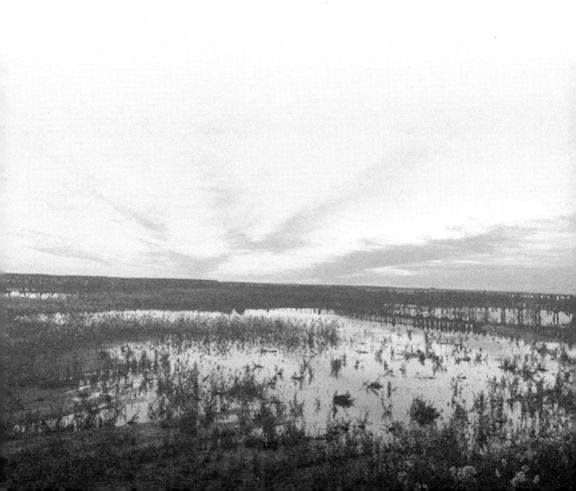

三十四

甘遂内服能消水，外用疗冻疮

篇首载一歌诀：

> 大陷胸汤用硝黄，甘遂为末共成方。
>
> 擅医热实结胸证，泻热逐水效专长。

大陷胸汤是仲景治疗水热结胸的专方，由甘遂、大黄、芒硝组成。可见对于急危重症，非虎狼之药不可。初入临床者需小心应用此方。

余初用甘遂，是自己配了子龙丸。方由甘遂、红牙大戟、白芥子组成。余亲自空腹试吃 2 粒，2 小时后，先是腹痛，继之腹泻 5 次，没有想到第一次与甘遂交手，就已体会到它的厉害。但第二天，即有神清气爽之感，遂对此药有很大的兴趣。

《本草从新》载本药"能泻肾经及隧道水湿，直达水气所结之处，以攻决为用，为下水之圣药。主十二种水。大腹肿满"。

先师陈瑞山经验：生甘遂泻下力猛，易伤正气，经过醋制以后，泻水逐饮之力变缓，副作用小。醋制甘遂的方法：生甘遂 500g，老陈醋 1000g，同煎至醋干即可。余继承与创新，在甘遂使用方面主要有以下几点经验。

1. 治疗肝硬化腹水

治疗肝硬化腹水，可将醋制甘遂 15g、木香 6g、砂仁 6g、黄芩 6g，打成粉末，用姜水晨起空腹冲服，一般泻下 6～8 次。体质强的可每次服用 10g，体质差的服用 5g。只能暂用，不可久服。

2. 治疗肺腺癌

肺腺癌是肺癌中的特殊类型，常常在下肺，其病机是寒凝血瘀痰结。余总结出三生饮治疗肺腺癌有良效，其中甘遂功劳甚大，不仅有泻水逐饮之功，且有消肿散结、破癥结之效，故使用之。

3. 外洗治冻疮

对于冻疮，余之经验，甘遂 15g、甘草 30g，水煎外洗患处，一日一次，肿胀者可消，溃烂处可生肌。甘遂与甘草属于十八反，但相反相激，疗效更强。

4. 外用通二便

对于二便不通，余之经验，以甘遂 30g、冰片 10g，二药碾成细末，加面粉适量，用温开水调成糊状，外敷中极、关元，一般 1 小时见效，效果慢者可加热外敷。此法对手术后引起二便不通效果良好。

【医案分享】

汤某，男，50 岁。2017 年 3 月 21 日初诊。

主诉：阑尾炎术后腹胀，腹痛，大便 3 日未行。

病史：因转移性右下腹痛，在无锡某医院诊断为急性阑尾炎。手术切除阑尾，术后第 7 天出现腹胀、腹痛、不大便。外科会诊，考虑肠粘连引起肠梗阻。

该患者正是吾友，余建议用中药试试，外科医生勉强同意。余以甘遂 50g、冰片 5g 打粉，醋调外敷 6 个小时，当晚排便、排气，病情明显好转，2 日后出院。

三十五

商陆善治慢性肾炎及肺部肿块

商陆苦、寒，有毒，归肺、肾、大肠经，具有逐水消肿、通利二便、解毒散结之功。余在临床中善用商陆治疗肾病，以及积聚之证有良效。

1. 商陆善于祛湿浊

对于商陆，世医皆称"虎狼之药"。十几年前余去福建，得见一民间老医，以擅治顽固性水肿而闻名，无论是肾炎水肿还是肝脏腹水皆取一块白色的树根，与瘦猪肉同煎，加生姜、葱，煎煮两个小时，然后吃肉喝汤，取效甚捷。一位患者视其药予余，反复鉴别发现正是商陆。后余在临床中探索，取制商陆30g、瘦猪肉半斤、生姜45g、葱白7g煮服，可以峻下逐水。

商陆在《新修本草》中有载："有赤白二种，白者入药，赤者甚有毒，可贴肿外用，若服之，伤人，乃至痢血不已而死也。"故在使用时取白者入药比较安全可靠。在慢性肾炎治疗中，苔腻是最常见的征候，我们诊断为湿浊。湿热贯穿肾病的始终，故寻找祛湿热之良药是余苦苦追求的目标。某日翻开《本草求真》，曰商陆"功善入脾行水……湿热蛊毒恶疮等症，服此即能见效"。故选用小剂量的商陆3～5g，配虎杖可清泄湿热，解毒利水。

2. 商陆善于散结

《中药大辞典》载："商陆苦寒、有毒。通二便，泻水，散结。"我们已故的秦伯未先生擅治皮肤癌，他用阳和汤冲服西黄丸，配合生商陆100g捣烂，与盐少许，外敷患处。余在治疗肺癌中见舌苔厚腻者，皆在辨证基础上加用制商陆10g，对缩小肿块有明显疗效。商陆有毒，醋制之后，毒性减低，方法同制甘遂。使用时量在10g左右，可以间断使用。

三十六

豨莶草疗失眠甚过酸枣仁

《本草备要》载："豨莶草，苦、辛，生者为寒，熟者为温，善治四肢麻痹，筋骨冷痛，腰膝无力，风湿疮疡。"失眠在临床非常常见，余总结辨证证型，分入睡困难、睡眠表浅、醒得过早三种。筛选出柴胡龙骨牡蛎汤、乌梅丸、引火汤三方来治疗。余在临床中提出经方为帅，验方为辅，专病专药画龙点睛。对于失眠一症，不论是何种类型，皆可加用专药如酸枣仁、延胡索，甚者加鸡血藤、夜交藤，其他药物如百合、苏叶、合欢皮、石膏、龙骨、牡蛎也可选用，疗效满意。

豨莶草，余在临床中治疗脑中风经常使用，后学习《神农本草经》，书中介绍凡热郁于内，腰腿酸软者，此药有专功。余用之也效。豨莶草可治疗失眠乃中国人民第解放军904医院院长谭兴起先生所分享。他非常热爱中医，善于研究与收集单方验方，并颇有心得，比如他早年研究黄药子，发现在使用过程中肝毒性很强，于是他通过实验研究进一步得出，此药与当归等量使用，可以减轻黄药子的肝毒性。豨莶草治疗失眠的用法，来自于他湖北老家的经验，当地人称豨莶草为"猪呼呼"，当地养猪户，皆在猪饲料中加入这一味中药，猪吃了睡得香，长得很快。实验研究证明，单味豨莶草安神效果佳。

余学习其法，某日一连云港老年患者来治疗失眠，余在辨证基础上加酸枣仁20g、延胡索10g、豨莶草15g治疗。一天后其女告知，母亲服用中药后，整天嗜睡，方知其药安神力量之大，遂嘱其两天一剂中药。此后凡遇失眠患者，在辨证基础上若加用豨莶草15g，则酸枣仁、延胡索可弃之，切记之。

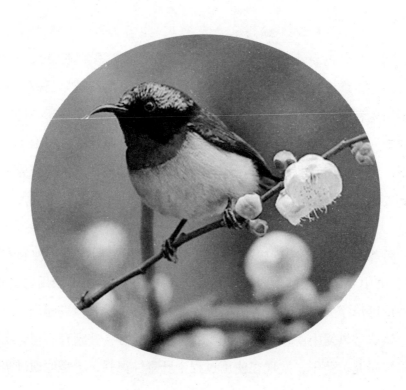

三十七

对话徐长卿

网友问："使用虫类药全蝎、蜈蚣担心过敏，预防虫类药过敏，您常加用甘草、徐长卿，这个经验很有意思。请教一下徐老师，这两味药的剂量有无特殊的要求，您一般用到多少克？"

徐书答："治疗虫类药过敏可用徐长卿 10～15g，生甘草 10g，可以与虫类药同用。徐长卿不仅能防止过敏反应的发生，而且以止痛擅长，治疗胃痛，牙齿痛效果皆佳，特别是风湿痹痛，在辨证基础上加用它疗效倍增，余常与落得打同用。同时徐长卿还有抗肿瘤之效，余常用于胃癌、骨癌的治疗，临床应用一石三鸟。希望同道引起重视。"

一网友经验："我于 1985 年在烟台市中医院实习时，有一官氏老中医擅用药对治疗膝关节炎，疗效很好。处方：徐长卿 15～30g，萹蓄 15～30g。仅此两味药，煎汤取汁，打入一鸡子同服，疗效颇佳。当时不屑小方，未予重视。今遇师兄，大爱开讲，多年疑问，终得正解。"

（注：对话来源于本人新浪微博留言。）

后记：徐长卿此药，余在临床中广用，如治疗外感咳嗽常用徐长卿配佛耳草，治疗哮喘常合石韦、槟榔，治疗三高症常配细辛，治疗顽固性荨麻疹常配黄芪。

最后再强调的是，徐长卿善治各种疼痛，尤其癌痛，可以配鼠妇、三七、血竭。但用量一定在 10g 以内，因徐长卿大量使用容易伤胃，特记录之。

三十八

桑枝乃大关节疼痛之要药

古方载：桑枝一升，炒香，以水三大升，煎取二升，一日服尽，治疗肩背疼痛。《图经》云：桑枝温平，不凉不热，可以常服，疗体中风痒，干燥脚气，风气，四肢拘挛，上气，眼晕，肺气咳嗽，消食，利小便，久服轻身，聪明耳目，令人光泽，兼疗口干。《仙经》云：一切仙药，不得桑煎不服。

关于风湿痹痛，余总结，四肢大关节疼痛，选桑枝配松节；小关节疼痛，选伸筋草配透骨草；风痹状，周身串痛，项背拘急，选羌活治上，独活治下；风湿阻于经络，腰腿肌肉疼痛，选秦艽配海桐皮；风湿化热而肿者，选海风藤配络石藤；踝跟疼痛者，选威灵仙配千年健，一补一散祛风湿；腰肢肩背疼痛者，选秦艽配姜黄，散风行血止痛。

中医的疗效在于临床，继承先师经验，需要我们这一代人去传承好，发展好。

【医案分享】

莫某，女，57岁。2018年12月17日初诊。

主诉：手指关节粗大肿胀3年余，加重2周。

病史：患者手指小关节肿痛，在上海某医院诊断为类风湿关节炎。予以免疫治疗，效果不佳，故求助于中医。

刻诊：双手关节肿胀疼痛，口干，口苦，舌苔黄腻，脉细滑数。

辨证：湿热痹。

方药：木防己汤加味。

防己10g，细辛3g，当归10g，桂枝10g，生地黄15g，生石膏30g，龙胆6g，牡蛎30g，秦艽6g，羌活3g，独活3g，没药3g，桑枝30g，松节10g，甘草6g，生姜10g，红枣6枚。14剂。

以上方加减，后期加泽泻、泽兰、山甲、全蝎、蜈蚣、土鳖虫等虫药搜剔，症状逐步好转，后以朱老益肾蠲痹丸巩固之。

三十九

独活止痛止痒，善治头晕

风湿痹证，病程长，痼寒深，临床治疗首分虚实。寒痹实证以外寒为主，虚证为阳虚感寒所致。对于实证，在上部者，余首选葛根汤，在下部对于虚证者，首选独活寄生汤。独活寄生汤出自于《备急千金要方》，此方是在肝肾亏虚、气血两亏的基础上感受风寒湿邪引起的关节疼痛。从药物组成来看，有当归、桂枝、细辛。与《伤寒论》中的当归四逆汤相对应，但正虚更加明显，故合用四物汤、四君子汤。

在临床中使用独活寄生汤时，效果往往不满意，余细思之，方中以独活为君，辛通走下，直通膀胱经脉，以祛风通络止痛。余之体会，独活小剂量散风祛湿，大剂量才能止痛，特别是疼痛难忍伴舌苔厚腻者，可以加重独活剂量从 10g，到 30g，最大量 60g，止痛效果尤佳。

独活还可以止痒，凡妇科阴部瘙痒者皆加独活，一般与蛇床子配伍止痒很快，取其风能胜湿之效。

独活亦能止泻。《医门法律》载活人败毒散治疗痢疾初期，或表邪内陷引起的腹泻、脓血便，同时伴有恶寒发热等表证，此法称为逆流挽舟法。方中以风药羌活、独活为主宰，一方面能驱邪外出，一方面能宣通气机，一方面能升举阳气，一方面风能胜湿。故在临床中对于轻度腹泻者可以采用独活1g、羌活1g、苏叶3g、车前子6g煎服。

独活还可定眩。民间有一验方，凡眩晕诸药不效者，可用独活10g、瘦猪肉100g煎好，吃肉喝汤。

此四法，余临床使用，屡用屡效。

【医案分享】

马某，男，44岁。2019年4月6日初诊。

主诉：腰痛腿麻1月余。

病史：患者1月前因为外伤后腰痛，1周后左下肢麻木，活动受限，在无锡某医院诊断为腰椎间盘突出，给予针灸治疗，效果不佳，遂来余处求诊。

刻诊：腰痛不适，左腿麻木，舌紫暗苔薄，脉细涩。

辨证：瘀血阻滞。

方药：身痛逐瘀汤加味。

独活15g，桃仁6g，当归6g，川芎6g，五灵脂10g，秦艽6g，香附6g，桂枝6g，地龙6g，没药3g，牛膝6g，羌活2g，酸枣仁20g，延胡索10g，甘草6g，生姜5g，红枣6枚。14剂。

二诊：药后腰部无疼痛，左腿麻木好转，上方加木瓜10g、白芥子20g，巩固治疗。

四十

地肤子补中益精气，善疗鼻炎与水肿

地肤子可治全身上下之风，一般皮肤病引起的瘙痒，我们都会加用。其实地肤子还有其他方面的用法，余将其中印象深刻者，记录如下。

1. 地肤子消头面四肢水肿

地肤子气寒，味苦，无毒，能补中益精气，专利水道，消四肢头面水肿。凡肢体浮肿，皮肤㿠白光亮，面色无华，心慌气短，唇舌色淡，有齿痕，苔薄白，脉沉细无力者，余常用黄芪、当归、白芍、丹参、肉苁蓉、熟地黄、仙灵脾，在此基础上加用地肤子、车前子、冬瓜皮，消肿效果不错。此时之法，当温而不燥、补而不滞、利而不寒，在平淡中求神奇。

2. 地肤子治疗过敏性鼻炎

过敏性鼻炎的主要表现为鼻痒、鼻塞、眼睛痒等一系列症状，治本当从肾，治标法止痒首选地肤子、白蒺藜；鼻塞选用通窍苍耳子、辛夷、鹅不食草，如此标本兼治，疗效倍增。

【医案分享】

张某，女，32 岁。2018 年 8 月 23 日初诊。

主诉：全身浮肿 1 周，加重 3 天。

病史：患者有慢性肾炎 6 年，病情时轻时重。近 1 周来病情加剧，遂求治于余。

刻诊：全身浮肿，按之没指，面色㿠白，乏力，胃纳差，恶心呕吐，大便泄泻，舌淡苔白，脉象虚缓。实验室检查示尿蛋白（+++）。

辨证：气虚血亏，水犯浊逆。

治法：宜益气养血，利水降逆法。

方药：逍遥散加味。

当归 10g，白术 10g，菟丝子 12g，巴戟天 10g，桑椹 12g，地肤子 12g，白芍 10g，山楂 10g，白茅根 15g，车前子 12g，茯苓 30g，泽泻 12g，生姜 7g，红枣 6 枚。14 剂。

以上方加减治疗至 2018 年 11 月，浮肿消失，面色红润，复查尿蛋白阴性，余项正常。

四十一

虎杖抗免疫，善治慢性炎症

虎杖微苦，性微寒，归肝、胆、肺经。在临床上，余用虎杖有些特殊经验，疗效确切，现分享如下。

慢性黄疸病，胆红素高，久不消退，余选用虎杖与青黛、白矾配伍，主要取其利湿退黄之效。慢性久咳多数有慢性炎症，虎杖善治久咳，能活血补血，故常与天浆壳、平地木合用。虎杖善于清热解毒，活血，故余常用来治疗红斑狼疮、慢性丙肝等免疫性疾病，常与忍冬藤配伍，在辨证方基础上加用，可以对抗免疫复合物。

1. 虎杖治疗慢性胆囊炎

在治疗慢性胆囊炎时，余筛选出三味药，即茵陈、虎杖、生大黄。《伤寒论》第260条："伤寒七八日，身黄如橘子色，小便不利，腹微满者，茵陈蒿汤主之。"方以茵陈配栀子、大黄来治疗阳黄，茵陈利胆退黄，栀子清三焦之火，大黄推陈出新，此法对于急性黄疸效佳。而对于慢性患者，余思栀子之苦寒，恐伤及脾胃，故改用虎杖，取其活血清热、利胆退黄之功，故收效甚佳。慢性胆囊炎也可以单用此三味药打粉冲服。

2. 虎杖治疗急性上颌窦炎

上颌窦炎一般表现为前额持续性胀痛，下午加重，同时伴有口苦咽干，尿黄，大便干，舌质红，苔黄，脉细数。余以小柴胡汤加石膏，并重用虎杖 50g 治疗。

3. 虎杖治疗风寒感冒

验方：虎杖汤治疗风寒感冒疗效佳。

组成：虎杖 30 ~ 50g，荆芥穗 10g。

【医案分享】

刘某，男，43 岁。2018 年 5 月 2 日初诊。

主诉：发热伴头痛 1 天。

病史：患者因值夜班受凉后突觉恶风头痛，喷嚏频作，鼻塞不通，清涕如注，全身关节肌肉痿软。

刻诊：体温 38℃，恶寒，不思饮食，喉咙发痒，口不干，舌质淡红，苔薄白而润，脉浮紧。

辨证：风寒感冒。

方药：余试用验方虎杖汤。

虎杖 30g，荆芥穗 10g。2 剂，水煎服。

中午开始服用。每次服药后饮开水 500mL，服药 2 次后，全身症状好转，体温降至正常，流涕基本停止，共服药 4 次，症状全部消失。

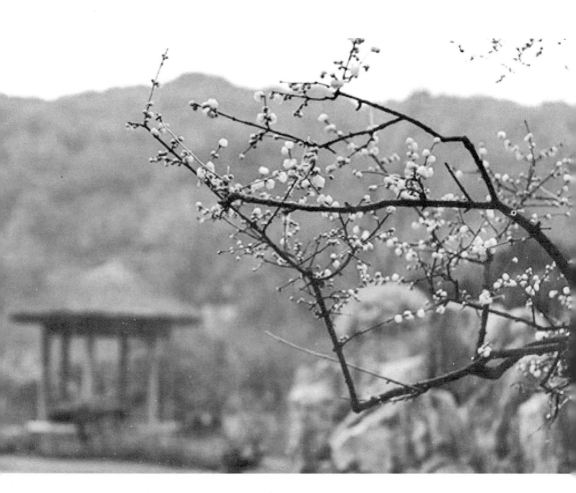

四十二

金钱草利湿解毒，善肝炎、胆囊炎

金钱草，又名神仙对坐草，味甘、咸，性微寒，归肝、胆、膀胱、肾经，具有清热利湿、解毒消肿之功，一般多用作治疗结石，效果甚佳。余在临床中除治疗结石外，还用于治疗黄疸，以及肝炎引起的转氨酶高，疗效独特。现分享如下。

1. 民间验方治疗黄疸

金钱草50g（鲜品），瘦猪肉200g，煎汤去渣，内服，连服7天为1个疗程，直到黄疸退清为止。此民间验方疗效显著。

余受其启发，在此基础上筛选出五草汤治疗急、慢性肝炎引起的转氨酶升高。此方组成：茵陈20g，满天星10g，龙胆6g，金钱草20g，车前草15g。功效：清热利胆，退黄降酶。

2. 治疗胆囊炎

急性胆囊炎表现右胁部疼痛、呕吐、发热等症状。余从大量临床中体会，重用金钱草可以迅速解除胆囊炎性症状。

经验方金钱草汤：黄连 10g，白芍 24g，通草 10g，黄芩 15g，青皮 18g，龙胆 9g，竹茹 9g，金钱草 31g。我的经验是金钱草的用量是关键，第一剂 31g，第二剂 62g，第三剂 93g。余药剂量不变。

【医案分享】

佘某，男，34 岁。2019 年 6 月 3 日初诊。

主诉：厌食、乏力 1 周余。

病史：有溃疡性结肠炎病史 10 年，近 1 周来出现厌食、乏力，遂至医院化验检查：谷丙转氨酶 71U/L。

刻诊：眠差，口不干，大便可，舌胖大有齿痕，脉细弦紧。

方药：予以验方五草汤加味。

茵陈 20g，满天星 10g，龙胆 6g，金钱草 20g，车前草 15g，五味子 10g，平地木 15g，垂盆草 20g，谷芽 10g，麦芽 10g，生姜 5g，红枣 6 枚。7 剂。

二诊：药后乏力、厌食症状消失，继用 7 剂后复查，转氨酶下降至 23U/L。

四十三

酢浆草善疗前后二阴之疾，跌打损伤有显效

酢浆草，味酸、性寒，归大肠、小肠、肝经，具有清热利湿、凉血散瘀、解毒消肿之功。余初入临床时，不识此药，直到10年前拜读贵州一老中医的医案，其中有记载痢疾病案，用白头翁汤加酢浆草30g治疗，并在案下记录此药乃肠道之专药。之后，余即对此药进行了专门的研究。《本草纲目》载本药可"止小便诸淋，赤白带下……"《生草药性备要》载本药可"杀螆止痛，散热消肿，理跌打，散瘀血，煲酒服；又可止痒"。

根据古书记载，加之余在治疗泌尿系感染时多次试用，余总结出专方专药：酢浆草60g、栀子10g，水煎，日服3次。加减：高热加紫花地丁、连翘、黄柏；血尿加小蓟、茜草；便秘加大黄。

其次在治疗跌打扭伤方面，酢浆草鲜品配栀子捣烂外敷治疗扭伤疗效迅速。

【医案分享】

李某，女，40 岁。2018 年 7 月 12 日初诊。

主诉：腰隐痛，小便频数 1 周余。

病史：自觉腰部隐痛，小便频数，夜间恶寒发热 2 天。

刻诊：头晕，恶寒，腰酸痛，尿频，尿急，苔黄，脉弦数。体温 38.7℃。

方药：予以栀子酢浆草汤加味。

炒栀子 6g，酢浆草 60g，地丁草 30g，黄柏 6g，滑石 10g，生姜 5g，红枣 6 枚。5 剂。

服上方 2 剂，症状大减，继服 2 剂而愈。

四十四

川楝子善治胃酸，诸痛皆止

川楝子疏中有养，诸痛皆止。这是天津一位中医前辈对此药的独特见解，他还说："川楝子上通心肺，下达膀胱，可走任脉，五脏六腑无所不及。故川楝子调气，可配伍柴胡疏肝解郁，配白芍养血柔肝入血，气血同调，以疏为主，疏中有养，诸痛皆止。"余用此治疗心悸、失眠、胃溃疡、肝炎、痛经、崩漏，以及自主神经功能紊乱等各种疾病，随证加药，奏效颇快。余学习其经验并总结如下。

1. 川楝子善治胃酸反流

川楝子疏肝泄热、行气止痛力甚强，特别是平相火，功效卓著。金铃子散中一泄气分之热，一行血分之滞，是治疗热厥心痛之佳剂。而左金丸更以苦辛化浊，通降泄热而除痛。古人云：肝为将军，内寄相火，相火动，君火无不动也，故以川楝子平相火，黄连平君火，二火宁，痛可止。一代名师叶天士活用其法，以川楝子、延胡索、黄连、吴茱萸、香附、青皮总结出泻肝止痛法，治疗脘腹疼痛、时或呕逆、吞酸、口苦、脉弦等症，应手而愈。余师其意，常用本法治疗反流性胃炎、食管炎有佳效。

2. 川楝子善治胃痛

古有十痛九滞、痛则不通之言。余在临床中根据慢性胃痛特点，总结出寒热并用之法治疗胃痛有佳效。

三方汤：川楝子、延胡索、川连、吴茱萸、高良姜、香附。

主治：疏肝和胃，寒热同调，治疗顽固性胃痛。

方解：金铃子散理气活血止痛，主治胃脘胸胁疼痛，气滞诸痛；左金丸主治肝经火旺、胃失和降之胁痛、呕吐吞酸、口苦等症；良附丸主治肝郁气滞胃痛、胁痛等。在临床中，一般的胃痛按照寒热虚实来辨，效果很好。顽固性胃痛，寒热虚实并见，此时当虚实同治，寒热并调，故选用三方汤治疗顽固性胃脘痛有肯定疗效。

3. 川楝子治疝气

疝气多属肝经气分病变，治疗应首分虚实，再辨寒热。根据寒则温之，热则清之，虚则补之、升之，实则泻之的原则，在治疗上寒胜者宜温肝散寒，气滞者宜疏肝理气，气虚下陷者宜益气举陷。

疝气效方：川楝子9g，小茴香12g，橘核9g，荔枝核9g，山楂9g，胡芦巴12g。

功效：疏肝理气，温肾散寒。

方解：川楝子行气止痛，小茴香温肾散寒，橘核温肝散结，荔枝核理气散寒，山楂子破气散瘀，芦巴子温肾逐寒，全方合用，共奏疏肝散结止痛之效。

【医案分享】

周某，男，46岁。2019年3月22日初诊。

主诉：胃部灼热半年余。

病史：有反流性食管炎、慢性浅表性胃炎病史。

刻诊：胃部灼热烧心，时感胃痛，大便可，眠可，口不干，舌胖大苔薄腻，脉细弦弱。

辨证：寒热错杂证。

方药：丹楝汤。

丹参20g，檀香3g，砂仁6g，川楝子5g，延胡索10g，蒲公英30g，牡蛎30g，川贝3g，瓦楞子10g，枇杷叶10g，生姜10g，红枣6枚。14剂。

二诊：药后效果明显，无胃痛，半夜时感胃酸，余无不适感。改乌梅丸治疗。

四十五

山楂善治儿枕痛

山楂具有消食健胃、活血化瘀之功。《滇南本草》载："（山楂）消肉食积滞，下气；治吞酸，积块。"《本草蒙筌》："（山楂）消滞血，理疮疡，行结气，疗癫疝。"余用山楂治疗儿枕痛以及痢疾腹痛，疗效均佳，现分享如下。

1. 山楂治疗儿枕痛

儿枕痛即产后腹痛，系产后瘀血未尽，过食鸡蛋等厚味之品，造成瘀血与肉积相搏，轻者腹胀，腹泻，重者引起腹痛。以山楂30g、红糖15g，水煎服。一般1～2次痊愈。因山楂善消肉积，并能破血行瘀，故效果很好。余以之治愈甚多，药只一味，任重力专，无不良反应。如兼外感，加黑荆芥9g，两药必用炒黑者，以产后多瘀血，炒黑则入血也。

2. 山楂治疗痢疾

痢疾之因，大多是湿热或湿热夹积滞所致。余多选方葛根芩连汤、黄芩汤、白头翁汤、芍药汤，在此基础上加用焦山楂，白痢加白糖15g 为引，红痢加红糖 15g。

验方仙地汤治疗急、慢性痢疾效果也佳，余珍藏多年，特录于此，以供同道参考使用：仙鹤草、乌梅各 20g，地榆 30g，马齿苋 60g，白头翁、焦山楂、葛根各 12g，木香 10g，黄连 5g。若腹痛甚者，便中脓多血少加炒白芍 15g，血多脓少加血见愁 12g，高热者加金银花15g、黄柏 10g，偏寒者加炮姜 5g。急性期每日 2 剂，分 4 次煎服，症状缓解后改为每日 1 剂。小儿用量酌减，宜浓煎，少量多次给服。

四十六

仙鹤草善补虚攻癌，能治血痢升血小板

仙鹤草也称脱力草，味苦、涩，性平，归肺、肝、脾经，有收敛止血、解毒疗疮、补虚杀虫之功。余在临床中使用仙鹤草的频率很高。比如治疗眩晕，可单用仙鹤草100g，每天煎服1次，连服1周，对于气血亏虚型眩晕效果佳。仙鹤草为止血要药，常用于吐血、衄血、便血、月经过多等血证。出血的急性期常用仙鹤草配黄芩，治疗妇科崩漏、带下、淋沥不断；出血的慢性期或出血已经停止可用仙鹤草配仙灵脾补虚益肾。治疗血小板减少性紫癜，常用仙鹤草配当归、黄芪、生地黄、熟地黄、乌梅、白芍。除上述使用仙鹤草外，下面重点介绍仙鹤草两大特殊作用。

1. 大量仙鹤草能抗肿瘤

《本草纲目拾遗》载：仙鹤草能消宿食，散中满，下气，疗反胃，

噎膈。所以在临床中治疗肿瘤常取仙鹤草 100 ～ 150g，煮水单煎，再用汤水煎其他药，抗癌生物活性会提高。仙鹤草主要用于食管癌、肺癌、胃癌、直肠癌的治疗。仙鹤草抗癌的同时还可以促进细胞黏膜的再生，有双向调节的功效。

2. 仙鹤草善治久痢

仙鹤草善治久痢，此系朱良春老师的经验，是将仙鹤草与桔梗同用。桔梗这味药善于排脓，所以朱老取其精华，仙鹤草配桔梗，创立仙桔汤，专治非特异性结肠炎，余用在临床上也有一定的疗效。方药如下：仙鹤草 30g，桔梗 10g，木香 10g，乌梅炭 10g，白槿花 10g，炒白术 10g，炒白芍 10g，炒槟榔 10g。余在治疗非特异性结肠炎时，常考虑病在厥阴，选用乌梅丸同时加用仙鹤草、桔梗，疗效倍增，同道在临床中可以试用。

【医案分享】

刘某，女，75 岁。2018 年 6 月 17 日初诊。

主诉：双下肢散在皮疹 3 年，加重 1 个月。

病史：患者 3 年前无明显诱因出现下肢皮疹，曾在无锡某医院诊断为血小板减少性紫癜。一直给予激素治疗，但效果不佳，故求治于中医。

刻诊：下肢皮疹，畏寒，易汗出，口干，痰多，失眠，二便正常，舌暗紫，苔白，脉细涩。

辨证：少阴虚寒夹瘀证。

方药一：桃核承气汤加味。

桃仁 10g，芒硝 3g，大黄 7g，桂枝 10g，甘草 6g，酸枣仁 20g，延胡索 10g，生姜 10g，红枣 6 枚。7 剂。

方药二：桂枝加附子汤合升麻鳖甲汤。

桂枝 10g，附子 15g，白芍 10g，炮姜 10g，生龙骨 30g，生牡蛎 30g，灵磁石 30g，焦白术 20g，仙鹤草 60g，升麻 10g，鳖甲 15g，生姜 10g，红枣 6 枚。7 剂。

两方交替使用。

二诊：患者精神佳，紫癜逐步消退，下肢冷好转，脉较前有力。上方加菟丝子、枸杞子、巴戟天、仙灵脾、乌梅。以此方加减治疗半年，血小板从 3.4×10^9/L 升至 9.8×10^9/L。